URSULA STAUDINGER

ICH GEHÖR NUR MIR

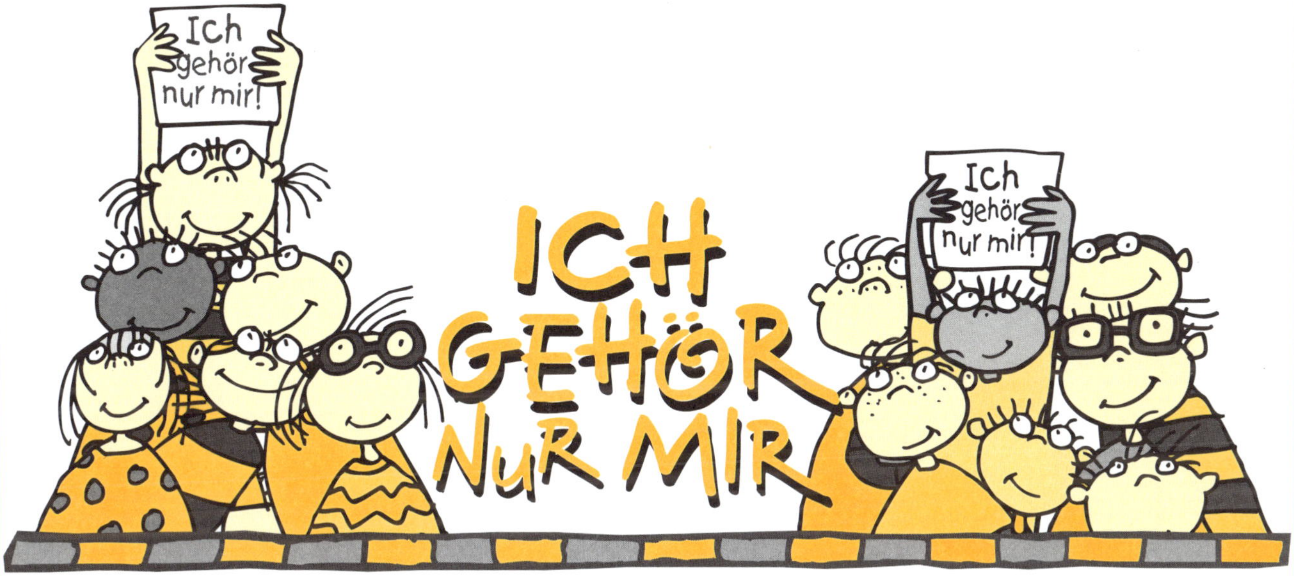

Sexuelle Übergriffe erkennen und abwehren lernen
Ein Praxishandbuch für Kindergarten und Grundschule

Illustrationen
Graham Wiseman

VERITAS

Die Deutsche Bibliothek – CIP-Einheitsaufnahme

Staudinger, Ursula:
Ich gehör nur mir : sexuelle Übergriffe erkennen und abwehren lernen; ein Praxishandbuch für Kindergarten und Grundschule / Ursula Staudinger. - Linz : Veritas, 1998
ISBN 3-7058-5157-8

1. Auflage (1998)
Gedruckt in Österreich auf umweltfreundlich hergestelltem Papier
Lektorat: Elisabeth Totschnig, Linz
Herstellung und Layout: Germana Kolmhofer, Hartkirchen
Umschlaggestaltung und Illustrationen: Graham Wiseman, Salzburg
Notensatz: Christian Fürst, Langenstein
Satz: GraphicWorks, Grieskirchen
Druck und Bindung: LANDESVERLAG Druckservice, Linz

ISBN 3-7058-5157-8

Inhaltsverzeichnis

Inhaltsverzeichnis

Inhaltsverzeichnis

Einleitung

Dieses Buch ist in erster Linie als Hilfe für ErzieherInnen gedacht, Kinder vor sexuellem Missbrauch zu bewahren.
Es soll nicht Impuls zu therapeutischem Handeln sein, sondern es soll KindergärtnerInnen, LehrerInnen, ErzieherInnen und alle Eltern dazu anhalten, Kinder zu starken Persönlichkeiten zu erziehen. **Bevor** „etwas passiert", sollen Kinder auf ansprechende, spielerische Art lernen sich selbst zu achten, ihre Grenzen zu erkennen und sie auch anderen vermitteln zu können, „nein" zu sagen, Mut zu haben Dinge auszusprechen, die ihnen unangenehm sind, und sich Personen anzuvertrauen, die sie um Hilfe bitten können.

Kinder, die zu selbstbewussten Menschen erzogen werden, können auch den Mut aufbringen „nein" zu sagen, wenn ihre Grenzen überschritten werden.

Prävention von sexuellem Missbrauch ist durchaus auf spielerische und kindgerechte Art vermittelbar. Immer, wenn ein Kind ein erwünschtes Verhalten im Spiel ausprobieren und üben darf, hat es die sichere Chance, sich dieses erwünschte Verhalten anzueignen und zu verinnerlichen.
Es ist absolut nicht notwendig, Kinder mit warnenden Fallgeschichten abzuschrecken. Warnungen vor „bösen, fremden Männern" lassen ein Kind im Unklaren. Es kann nicht verstehen, was das Böse ist, und es entwickelt Angstgefühle, die es blockieren können.

Präventive Schutzmaßnahmen sollen zu einem selbstverständlichen Teil des täglichen Erziehungsprozesses werden. Die nachfolgenden Spiele sind sowohl im Gruppenverband (Kindergarten, Schule) als auch in Kleingruppen (Familie, Freundeskreis) durchführbar.

Nur Kinder, die zu selbstbewussten und starken Persönlichkeiten erzogen werden, können in alltäglichen Situationen ihre Stärke erkennen und diese in gefährlichen Momenten dafür einsetzen, sich selbst zu schützen.

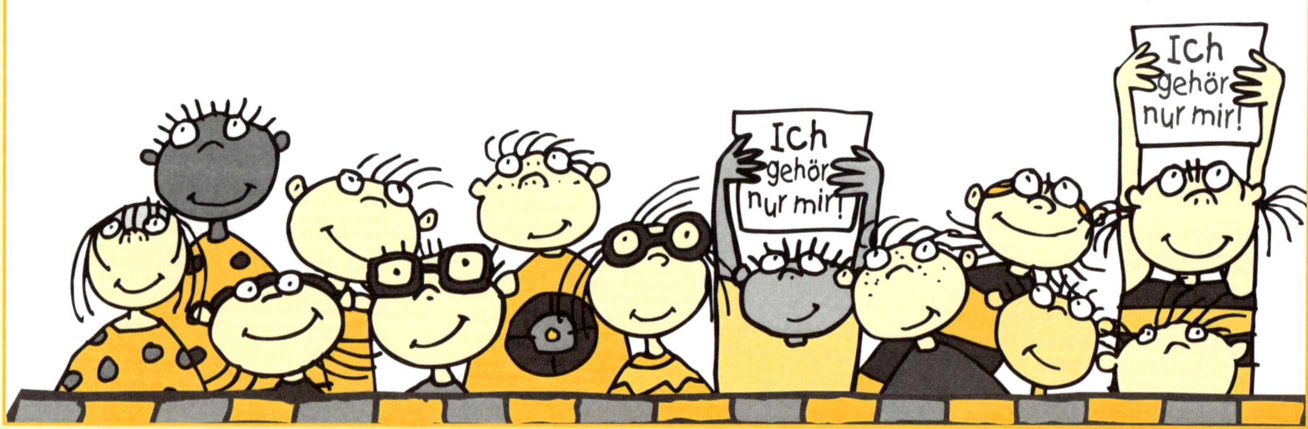

1. Einige Gedanken zu diesem Thema

1.1 Prävention durch warnende Äußerungen

„Lass dir von keinem Fremden etwas schenken!"
„Lass dich nie von einem Fremden zum Mitgehen überreden!"
„Öffne keinem Fremden die Tür!"

Mit solchen und ähnlichen Äußerungen versuchte man früher und versucht man auch heute noch, Kinder vor Fremden bzw. vor Gefahren zu warnen. Die Verbote sind für Kinder nicht verständlich, sie können damit nicht umgehen, weil sie nicht wissen, um welche konkreten Gefahren es sich da handelt. Solche Aussagen verunsichern Kinder und jagen ihnen Angst ein, die sie nicht definieren können. Durch diese Angst werden sie nur blockiert und entwickeln eigene Fantasievorstellungen, die nicht mit der Realität übereinstimmen müssen.
Diese Angst ist jedoch völlig unsinnig für ein Kind, denn Statistiken beweisen, dass Täter zu einem hohen Prozentanteil aus dem unmittelbaren Umkreis des Opfers stammen (z. B. Familie, Verwandtschaft).

1.2 Präventionsmaßnahmen in Form von spielerischem Training

Spezielle Übungen werden innerhalb des täglichen Erziehungsgeschehens durchgeführt, sodass das Kind immer wieder die Chance hat, seine Stärken und sein Können auszuprobieren und zu trainieren. Je öfter einem Kind die Möglichkeit gegeben wird, sich im Spiel ein erwünschtes Verhalten anzueignen, umso sicherer kann es einen solchen Lernprozess auch verinnerlichen und in einer Grenzsituation richtig reagieren.

1.3 Prävention durch Veröffentlichung eines Tabu-Themas

In der letzten Zeit wurde in den Medien immer mehr über sexuellen Missbrauch informiert und diskutiert. Bei sexuellen Übergriffen handelt es sich um ein Ungleichgewicht von Macht zwischen Täter und Opfer. Die Täter versuchen, sich selbst ihre Macht und ihre Überlegenheit gegenüber dem Opfer in Form von sexueller Gewalt zu beweisen.
Eine Möglichkeit für Prävention ist dann gegeben, wenn das noch immer bestehende Tabu mit Hilfe von Aufklärung und öffentlichen Diskussionen beseitigt wird. Information in der Öffentlichkeit bedeutet mehr Wissen und Sensibilisierung der Gesellschaft für ein bestehendes Problem.

1.4 Selbstverteidigung – ein Beitrag zur Prävention

Selbstverteidigungskurse werden auch an österreichischen Schulen für Mädchen und Jungen angeboten, um deren Schutz vor sexuellen Übergriffen zu erhöhen. Kinder sind kräftemäßig einem Erwachsenen sicher unterlegen und daher kann auch nicht erwartet werden, dass sie mit Hilfe eines solchen Kurses den Täter außer Gefecht setzen könnten.
Allerdings erleben sich die Kinder mit Hilfe eines solchen Kurses als wehrfähig und nicht mehr als hilflos ausgeliefert. Sie lernen, ein besseres Verhältnis zu ihrem Körper zu entwickeln und ihre Durchsetzungskraft zu erhöhen. Auch das Sprechen über Gewalt, Gewalterfahrungen und Gewaltsituationen ist ein wesentlicher Bestandteil solcher Selbstverteidigungskurse.
Alter: ca. ab 6 Jahren

2. Einbeziehung der Eltern

2.1 Elternabende

Je jünger ein Kind ist, umso wichtiger sind sichere Verhaltensmuster und umso weniger Irritierung verträgt es. Deshalb ist es sehr wichtig, dass Eltern und ErzieherInnen ihre Vorstellungen über Kindererziehung austauschen. Hierfür bieten sich regelmäßige Elternabende an.
Eine sachliche Auseinandersetzung mit diesem Tabu können KindergärtnerInnen, LehrerInnen und ErzieherInnen im Rahmen eines Elternabends herbeiführen. Während eines solchen Elternabends besteht nicht nur die Möglichkeit, Informationen und Fachwissen weiterzugeben, sondern es besteht auch die Chance, Eltern mit einem Thema, das die Gesellschaft tabuisiert, zu konfrontieren.
Wenn Erwachsene sich mit dem Thema „sexueller Missbrauch" auseinandersetzen müssen, behandeln sie es zunächst mit Abwehr und Distanz und es kommen in ihnen Gefühle wie Furcht, Misstrauen, Zorn und Betroffenheit auf. Auf diese Gefühle sollte in sachlicher Weise eingegangen werden. Deswegen ist es auch wichtig, dass ein Experte/eine Expertin zur Planung und Durchführung eines solchen Elternabends beigezogen wird.

2.2 Planung und Durchführung eines Elternabends

Die Eltern sollten zunächst Information über aktuelle statistische Werte erhalten. Wichtig ist die Aktualität dieser Information. Anschließend sollte mit den Eltern gemeinsam eine allgemein verständliche Definition von sexuellem Missbrauch gefunden werden. Fachliteratur, die von KindergärtnerInnen, LehrerInnen und ErzieherInnen zur Verfügung gestellt wird, kann dabei sehr hilfreich sein.
Weiters sollte über Signale berichtet werden, die Kinder, die von sexuellem Missbrauch betroffen sind, aussenden. Wesentlich ist den Eltern zu vermitteln, dass solche Signale nicht zwingend Indizien für sexuellen Missbrauch sein müssen (siehe Kapitel 7).
Über Sexualerziehung wird nicht nur Wissen vermittelt, sondern es werden auch Meinungen ausgetauscht.
Eine besonders gründliche Information gilt dem Themenbereich: Präventionsmaßnahmen gegen sexuellen Missbrauch. Zum besseren Verständnis werden Spiele konkret durchgeführt.
Letztendlich werden Kontaktadressen angeboten und es sollte auf Fragen eingegangen werden.

Allgemeine Überlegungen:
Es ist sehr wichtig, sich darüber im Klaren zu sein, dass sich Präventionsmaßnahmen zwar direkt an die Kinder richten, dennoch in erster Linie als Erziehungshaltung und Grundeinstellung von Erwachsenen zu verstehen sind.
Präventionsmaßnahmen sollen Kinder über sexuellen Missbrauch altersadäquat aufklären und informieren.
Die Position der Kinder soll gestärkt werden, sie sollen ihre Rechte wahrnehmen und sich selbst verteidigen können.
Die Themenbereiche sind fächerübergreifend, jeweils nach den entsprechenden Inhalten, ausgerichtet:
- Musikerziehung
- Deutsch
- Bildnerische Erziehung
- Leibesübung
- Werkerziehung

Die Rahmenbedingungen für einen solchen Elternabend müssen vorher abgesprochen werden:
- Grundsätzliches Einverständnis seitens der Leitung
- Finanzierungsplanung für die Bezahlung eines Experten/einer Expertin
- Rechtzeitige Information der Eltern

Einladung zum Elternabend

Information über Präventionsmaßnahmen gegen sexuellen Missbrauch an Mädchen und Jungen

Sehr geehrte Eltern!

In Österreich wird jeder zehnte Junge und jedes vierte Mädchen sexuell missbraucht.

Ich nehme an, dass Sie daran interessiert sind, Informationen über Präventionsmaßnahmen gegen sexuellen Missbrauch zu erhalten.
Um eine sachlich orientierte Information zu erhalten und auch um auf eventuelle Fragen eingehen zu können, habe ich einen Experten/eine Expertin eingeladen.

Darüber hinaus soll Ihnen die Möglichkeit angeboten werden, mit Hilfe von gezielten Präventionsmaßnahmen im Erziehungsalltag dazu beitragen zu können, Ihr Kind vor sexuellen Übergriffen zu bewahren.

Ich freue mich, Sie am ....

in ....

um .... begrüßen zu dürfen.

Mit freundlichen Grüßen

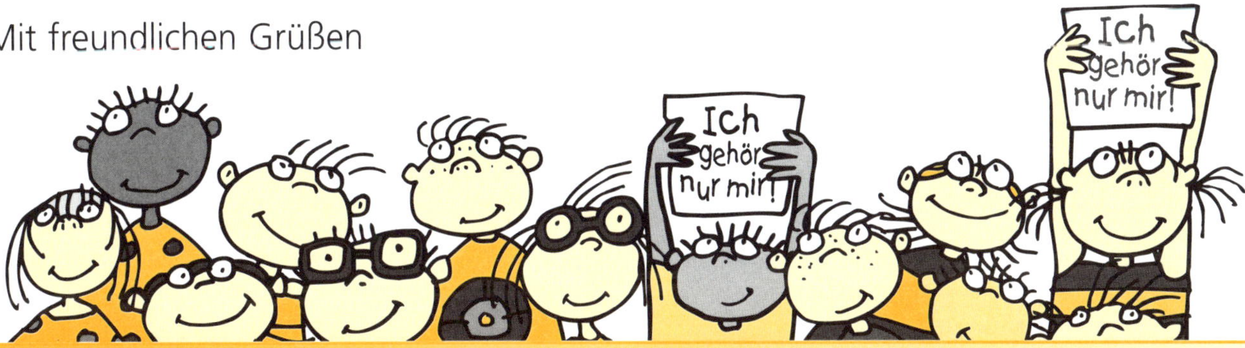

3. Präventive Erziehung

Sechs zentrale Themen

werden in den folgenden Vorschlägen für präventive Erziehung in spielerischer Form umgesetzt.

Es handelt sich um:

- **das Recht, seinen Körper zu schützen**
- **die Einordnung und Wahrnehmung von Gefühlen**
- **die Unterscheidung von „guten" und „schlechten" Berührungen**
- **den Mut zum „Neinsagen"**
- **den Unterschied von „guten" und „beängstigenden" Geheimnissen**
- **den Schritt wagen zu können, Hilfe zu holen**

3.1 Mein Körper gehört mir

Diese Botschaft soll helfen, die Enteignung des eigenen Körpers zu verhindern.
Ein Gespräch über dieses Thema wäre zu wenig. Kinder müssen auf spielerische Art lernen, den eigenen Körper zu achten und zu pflegen und sich letztendlich vor Übergriffen zu wehren.
Kinder sollen von klein auf erleben, dass es persönliche Grenzen gibt, die geachtet werden müssen, und dass ihnen Erwachsene helfen können, wenn jemand diese Grenzen überschreitet. Sie sollen wissen, dass sie sich gegen unangenehme Berührungen wehren dürfen.
Jedes Kind hat das Recht seinen Körper zu schützen. Der eigene Körper ist wertvoll und jedes Kind soll sich dessen bewusst sein.

3.2 Intuition

Um sexuelle Annäherungsversuche möglichst früh erkennen und abwehren zu können, ist es wichtig, den eigenen Gefühlen und Wahrnehmungen vertrauen zu können. Kinder merken es gleich, wenn ihnen etwas unangenehm oder „komisch" vorkommt.
LehrerInnen, KindergärtnerInnen und ErzieherInnen, die eine solche Fähigkeit fördern und mit den Kindern auf spielerische Weise üben, ihre Gefühle wahrzunehmen, zu artikulieren und zu beachten, tragen viel zur Prävention von Missbrauch bei.
Kinder, die ihre eigenen Gefühle als Maßstab für ihr Handeln nehmen, lassen sich seltener zu sexuellen Handlungen überreden.
Kinder müssen wissen, dass ihre persönlichen Gefühle wichtig sind und zum Maßstab für sie werden sollen.

3.3 Berührungen

Kinder sollen lernen, zwischen angenehmen und unangenehmen Berührungen zu unterscheiden.
Es ist wichtig, mit den Kindern über liebevolle, zärtliche Körperkontakte zu sprechen wie auch über bedrohliche.
Sie sollen sich auch sogenannter „merkwürdiger" Berührungen bewusst werden und diese selbstsicher abwehren können.

3.4 Nein sagen

Kinder müssen lernen, sich in bestimmten Situationen abzugrenzen und selbstbewusst „Nein!" zu sagen. Sie müssen wissen, dass es ihnen in gewissen Situationen erlaubt ist, nicht zu gehorchen und sich zu wehren.
„Nein sagen" beschränkt sich nicht nur darauf, mit Kindern verbale Ausdrucksformen zu üben, sondern auch durch Gesten und bestimmte Körperhaltungen Ablehnung und Abwehr zu zeigen. Kinder, denen eine selbstbewusste Abgrenzung gelingt, sind auch besser vor sexuellen Übergriffen geschützt.

3.5 Geheimnisse

Kinder, die gelernt haben, zwischen „guten" und „schlechten" Geheimnissen zu unterscheiden, beugen sich dem Geheimhaltungsdruck eher seltener, auch wenn ein Täter mit Konsequenzen droht.

3.6 Hilfe suchen

Die Kinder sollen ermutigt werden, den ersten Schritt zu wagen und bei einer Vertrauensperson (entweder bei einem Kind oder einem Erwachsenen) Hilfe zu suchen.
Kinder, die von klein auf gelernt haben Hilfe zu suchen, haben bessere Chancen einem drohenden Missbrauch zu entgehen.
Die Kinder sind somit aufgefordert, sich mitzuteilen und um Unterstützung zu bitten, was wiederum von den Erwachsenen verlangt, mit ihnen gemeinsam zu überlegen, wer als Ansprechpartner in Frage kommt.

Wichtig für den Erfolg der Präventionsarbeit ist, dass die Inhalte der sechs Themenkreise immer wieder von den Kindern trainiert und ausprobiert werden können und dürfen. Die Kinder müssen die Möglichkeit haben, in alltäglichen Situationen ihre Rechte auf Selbstbestimmung zu erkennen und durchzusetzen.

Literaturtipps: Beate Besten, Sexueller Missbrauch und wie man Kinder davor schützt, Verlag C. H. Beck, München, 1991.
Gisela Braun, ICH SAG NEIN, Verlag an der Ruhr, Mülheim, 1989.

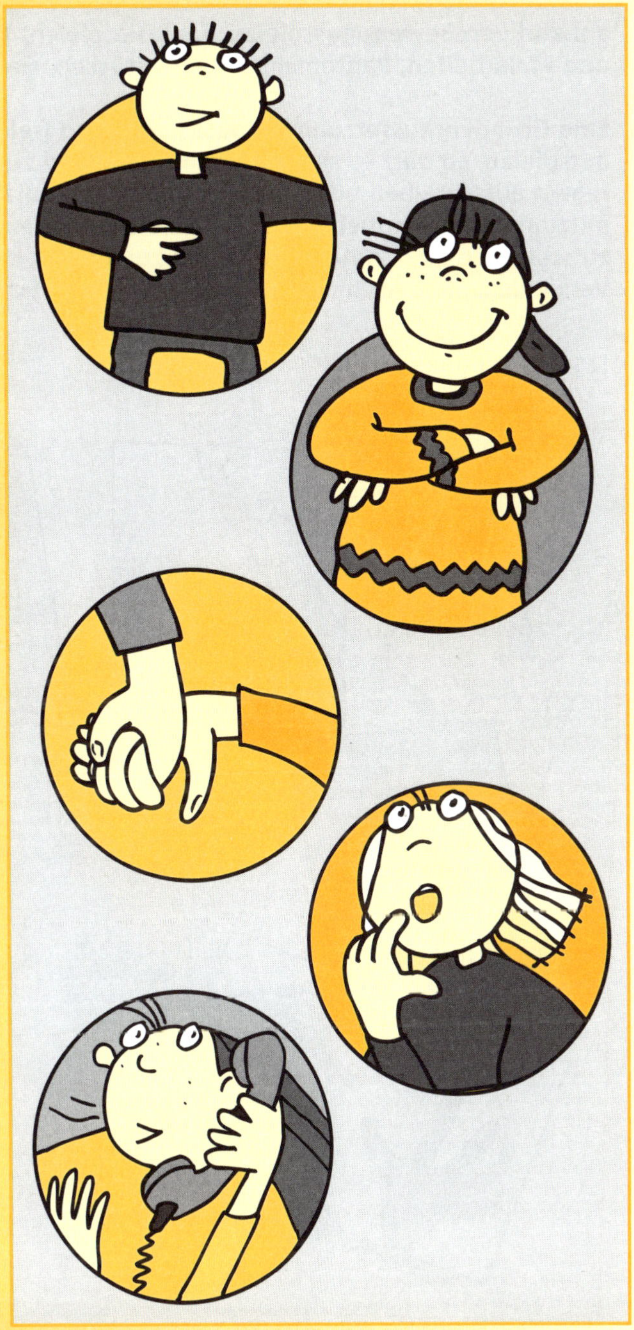

anhand von Bewegungsspielen, Fantasiespielen, Tastspielen, Rätseln, rhythmischen Übungen, Bastel- und Malarbeiten, Pantomime, Theaterstücken, Geschichten, Liedern, Gedichten und Büchern.

Eine Grundvoraussetzung ist, dass jedes Kind freiwillig bei einem Spiel mitmacht. Will ein Kind nicht mitspielen, so darf es sich zur Seite setzen und zuschauen oder je nach Alter entsprechend die Spielregeln aufschreiben oder das Spielgeschehen aufzeichnen. Für Kinder, die Scheu haben bei einem Spiel mitzumachen, empfiehlt es sich Spiele anzubieten, in denen das Kind die Möglichkeit hat, in eine Rolle zu schlüpfen bzw. getarnt auftreten zu können, zum Beispiel bei einem Spiel mit Handpuppen, Masken, Verkleidungen oder hinter der Leinwand beim Schattentheater.

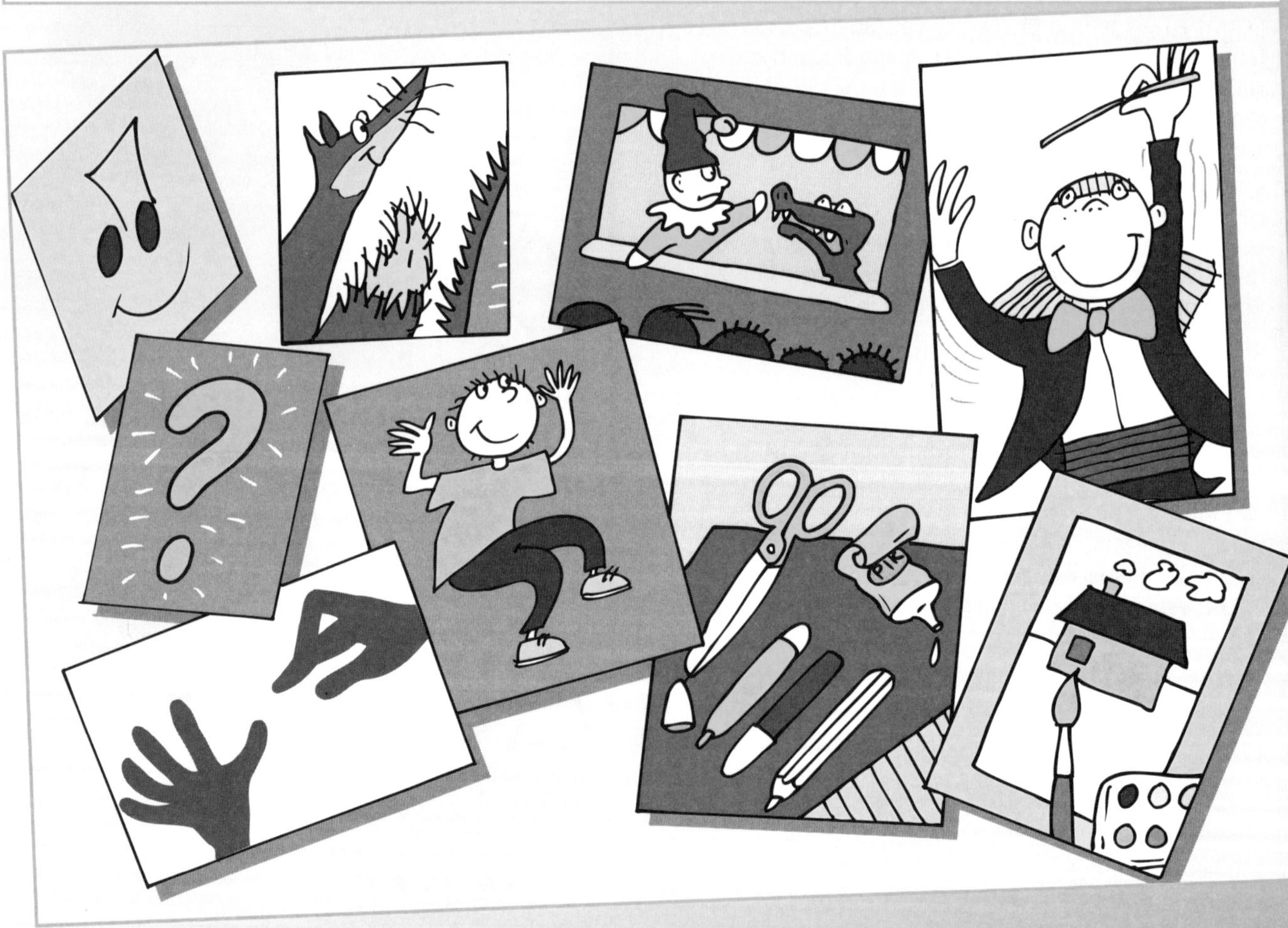

4.1 Mein Körper gehört mir

Ein Kind soll lernen, seinen Körper mit allen seinen positiven und negativen Seiten zu akzeptieren.
Es soll erkennen, welche Fähigkeiten es mit Hilfe seines Körpers hat und wie einzigartig und großartig seine Persönlichkeit mit diesem Körper ist.
Mit Hilfe von spielerischen Aktivitäten soll ein Kind lernen, selbst zu bestimmen, wie nahe ihm eine andere Person kommen darf. Je kompetenter und sicherer ein Kind sich seines eigenen Wertes bewusst ist, umso energischer kann es sich vor Übergriffen schützen.
Dieses Recht auf Selbstbestimmung kann jeden Tag gefördert werden, indem man das Kind in alltäglichen Situationen bestärkt und ermutigt.

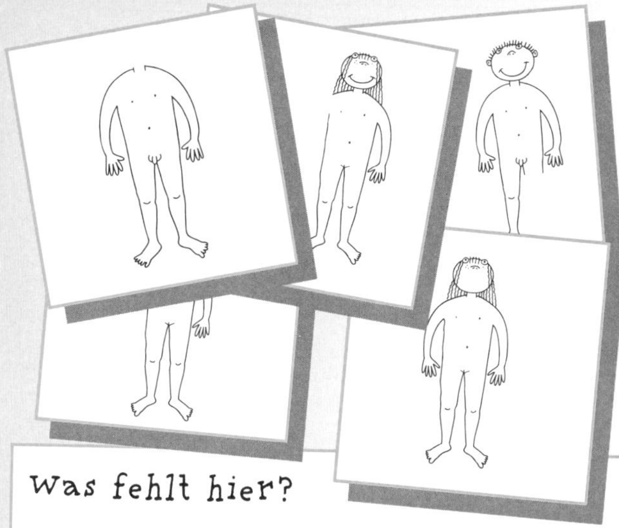

Was fehlt hier?

Ziel: Erraten von fehlenden Körperteilen und sich bewusst machen, wie wichtig jeder einzelne Körperteil ist
Alter: ab 4 Jahren
Zeit: ca. 15 Minuten, abhängig von der Gruppengröße
Material: Arbeitsblätter 1–5 im Anhang

Jedes Kind bekommt ein Bild mit einem Körper, wobei ein Teil des Körpers fehlt. Das Kind muss erraten, was fehlt, und diesen Körperteil einzeichnen.

Kennst du deinen Körper?

Ziel: Körperteile durch sanfte Berührung betasten und benennen; Kontakt mit dem Spielpartner durch das Tuch
Alter: ab 4 Jahren, je nach Alter differenziert
Zeit: ca.10 Minuten
Material: Decken oder alte Leintücher

Ein Kind liegt auf dem Boden, ein Tuch wird über das Kind gelegt. Der Partner berührt nun einen Körperteil des Kindes und benennt ihn. Das am Boden liegende Kind bestätigt, wenn die Benennung richtig war.

Das kann ich auch!

Ziel: Die Körperhaltung eines anderen wahrnehmen und selbst nachvollziehen
Alter: ab 4 Jahren
Zeit: ca. 10 Minuten
Material: Matten

Ein Kind legt sich in einer bestimmten Körperhaltung auf eine Matte. Der Partner versucht, diese Haltung mit seinem Körper nachzuvollziehen.

Bunte Schmetterlinge

Ziel: Freude an Bewegung zu Musik
Alter: ab 4 Jahren
Zeit: ca. 15 Minuten
Material: bunte Tücher oder Schals und CD-Player
Musikempfehlung: „Blumenwalzer" aus „Der Nussknacker" von Peter I. Tschaikowsky oder „Die Moldau" von Friedrich Smetana

Jedes Kind bekommt ein buntes Tuch und kann mit diesem Tuch tänzerische Bewegungen durch den Raum zu einer passenden Musik durchführen. Jeder soll darauf achten, niemanden zu berühren.

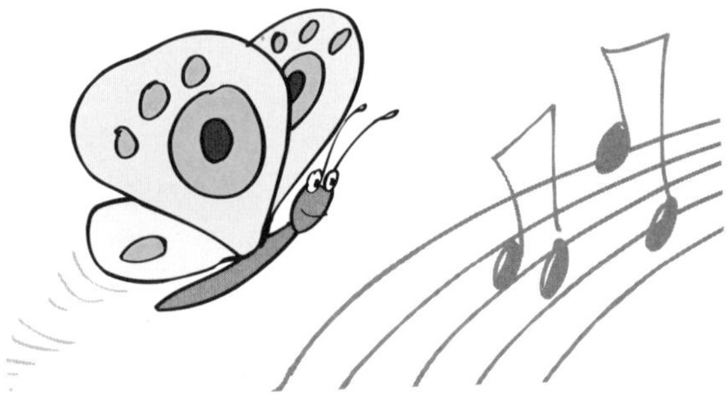

Puppenspiel

Ziel: Entspannen der einzelnen Körperteile
Alter: ab 4 Jahren
Zeit: ca. 10 Minuten
Material: Matten

Die Kinder legen sich auf Matten und sollen still liegen. Der/Die SpielleiterIn geht durch den Raum und hebt einen Arm oder ein Bein eines Kindes auf. Der Arm bzw. das Bein soll wie leblos herabfallen, wie bei einer Puppe.

Meine Finger

Fingerspiel
Ziel: Bewegung der Finger im Rhythmus zur Satzmelodie. Mit Fingerspielen wird die sinnliche Erlebniswelt des Kindes aktiviert.
Alter: Drei- bis Fünfjährige
Zeit: 5 Minuten

Das ist der Daumen, immer voll Kraft,
das ist der Zweite, der alles schafft,
der Nächste ist der Größte hier,
sein Begleiter ist die Nummer vier,
der Kleinste macht die Hand dann voll,
mit diesen fünf Fingern fühle ich mich einfach toll.

Meine Kleider - deine Kleider

Ziel: Erkennen von persönlichen Kleidungsstücken und richtiges Anziehen
Alter: 3 bis 6 Jahre
Zeit: ca. 15 Minuten
Material: Pullover, Socken, Jacken, Mäntel, Schals, Handschuhe (je nach Jahreszeit)

Die Kinder sitzen im Kreis und in der Kreismitte befinden sich viele Kleidungsstücke. Ein Kind meldet sich freiwillig und findet aus den verschiedenen Kleidungsstücken seine eigenen heraus und zieht sie richtig an.

Wir spielen …

Ziel: Einzelne Körperteile werden zum Text passend bewegt
Alter: 3 bis 6 Jahre
Zeit: ca. 10 Minuten

Zu folgendem Text wird der entsprechende Körperteil in Bewegung gesetzt.

Wir spielen, wir spielen und fangen lustig an, und wenn der Zeigefinger nicht mehr kann, dann fängt sofort der Mittelfinger an.

In den weiteren Strophen: Ringfinger, der kleine Finger, das Händchen, das Beinchen

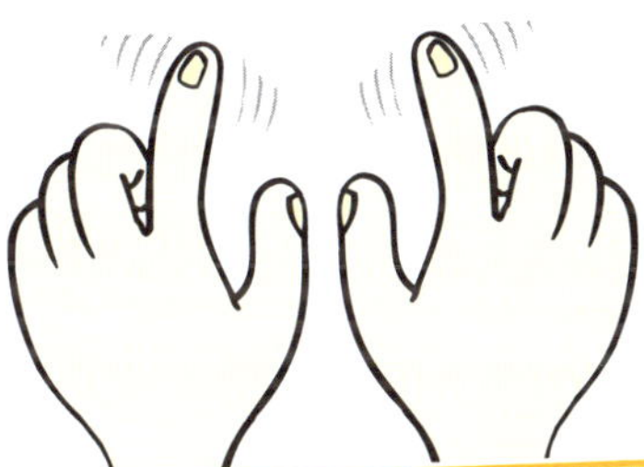

Magnetpuppen

Ziel: Wahrnehmung von Körperteilen
Alter: ab 4 Jahren
Zeit: ca. 10 Minuten

Die Kinder stellen sich zu Paaren gemeinsam im Raum auf. Sie berühren ihren/ihre PartnerIn mit einem vom/von der SpielleiterIn genannten Körperteil genau am Körperteil des anderen Kindes, der genannt wurde, und ziehen sich mit „magnetischer" Kraft an.

Wo sind meine Augen?

Lied: „Wo sind meine Augen?" nach der Melodie von „Alle meine Entchen"
Ziel: Körperteile mit Hilfe eines fröhlichen Liedtextes benennen. Die Kinder dürfen sich kreativ beteiligen und selbst Körperteile finden.
Alter: Vier- bis Sechsjährige
Zeit: ca. 15 Minuten

Wo sind meine Augen?
(Die Kinder verdecken mit ihren Händen die Augen.)
Sie sind nicht mehr da!
Hier sind meine Augen!
(Die Augen werden gezeigt.)
Hei-hus-sa-sa-sa.

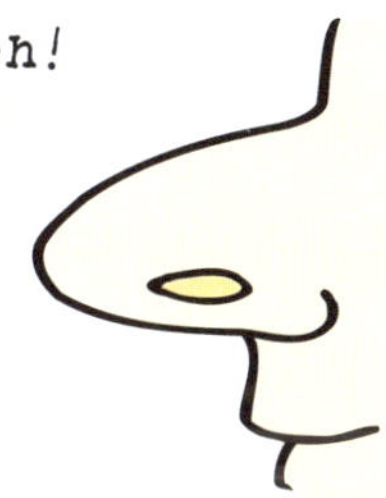

Wo ist meine Nase?
Sie ist nicht mehr da!
Hier ist meine Nase!
Hei-hus-sa-sa-sa.

Ein Kind darf einen neuen Körperteil nennen und die erste Zeile vorsingen (z. B. Ohren, Daumen, Hände hinter dem Rücken verstecken usw.).
Kinder empfinden Freude beim Singen, wenn eine bekannte Melodie mit einem sich wiederholenden Text verbunden ist. Es ist einfacher für Kinder, Texte zu Melodien bekannter Kinderlieder zu singen.
Die Namen der Lieder werden jeweils angegeben.

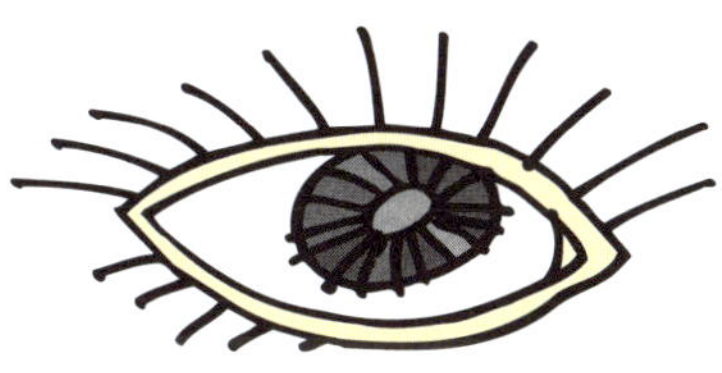

Ich vor dem Spiegel

Ziel: Jedes Kind malt sich so, wie es sich selbst sieht.
Alter: ab 4 Jahren
Zeit: ca. 30 Minuten (kann je nach Altersgruppe erweitert werden)
Material: Buntstifte, Filzstifte, Wasserfarben, Fingerfarben oder Ölkreiden und für jedes Kind ein Zeichenblatt DIN A3

Jedes Kind malt sich auf seinem Blatt, wie es sich vor dem Spiegel sieht. Anschließend darf jedes Kind, sofern es das möchte, erzählen,

- wie es sich beim Malen gefühlt hat,
- ob es sich fröhlich oder traurig gemalt hat.

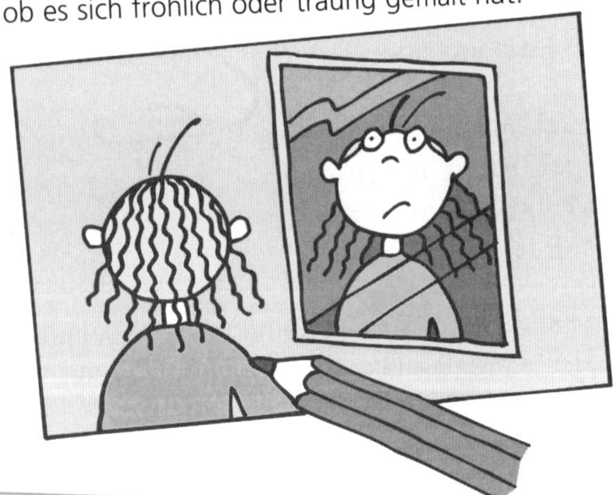

Schattenspiele - Schattentheater

Ziel: Mit den eigenen Händen Tierfiguren bilden
Alter: ab 4 Jahren
Zeit: ca. 10 Minuten
Material: Leintuch bzw. Leinwand und Beleuchtungsquelle, Arbeitsblatt 6 im Anhang

Tierfiguren werden ausprobiert und auf die Leinwand geworfen.

Schattentheater: Das kleine Ich bin ich

Alter: 6 bis 9 Jahre
Theater nach dem Buch von Mira Lobe: Das kleine Ich bin ich (siehe Literaturliste)

Der Text ist leicht erlernbar, weil er in Reimform geschrieben ist und weil oft Textwiederholungen vorkommen. Mit einfachen Papiermasken lassen sich die einzelnen Tierfiguren leicht darstellen. Mit einem dünnen Gummiband werden die Masken den Kindern aufgesetzt. Es können auch mehrere Kinder ein gleiches Tier darstellen und im Chor dazu sprechen. Das kleine Ich bin ich bekommt ein altes Nachthemd mit vielen lustigen Bändern, die entweder angenäht oder mit Sicherheitsnadeln angesteckt werden.

Eine andere Möglichkeit

Alter: ab 4 Jahren
Die Kinder dürfen selbst ein Theaterstück erfinden. Mit einfachsten Mitteln und viel Fantasie dürfen die Kinder eine selbst ausgedachte Geschichte spielen. Vorteil: Hinter der Leinwand fühlen sich viele Kinder wesentlich sicherer und können mehr aus sich herausgehen.
Hier kommen die Fünf- bis Siebenjährigen auf ihre Kosten, denn sie spielen gern mit anderen Kindern, lieben Rollenspiele und erfinden mit Freude Geschichten. Die vierjährigen Kinder zeigen hier noch ein relativ spontanes Verhalten, während die Fünf- bis Siebenjährigen schon wesentlich planvoller an das Schauspiel herangehen.

Ich will das alleine machen

Gedicht
Alter: ab ca. 5 Jahren

Alleine will ich
meine Kleider anziehen,
alleine will ich
mein Gesicht waschen,
alleine will ich
auf meinen beiden Beinen stehen,
alleine will ich
Schokolade naschen,
alleine will ich
die Türe schließen,
alleine will ich
mit meinen Füßen marschieren,
alleine will ich
die Blumen gießen,
alleine will ich
telefonieren –
Soviel ich kann, mach ich allein!
Aber das muss bei Kindern einfach so sein.

Zick – zack – zock – zuck

Ziel: Gezielte Bewegungen auf ein Signal durchführen
Alter: ab 4 Jahren
Zeit: 10 Minuten

Die Kinder stehen im Kreis. Ruft der/die SpielleiterIn „zick", so müssen alle Kinder die Handflächen auf den Boden legen, bei „zack" müssen sie knien, bei „zock" müssen sie sitzen, bei „zuck" müssen sie liegen. (Es ist günstig, anfangs nur mit zwei Vokalen zu beginnen.)

Schwabbelpuddingtanz

Lied zur Melodie von „Es tanzt ein Bi-ba-butzemann"
Ziel: Rhythmische Bewegungen
Alter: ab 4 Jahren
Zeit: ca. 10 Minuten

Die Kinder bewegen sich im Rhythmus zur Melodie wie ein schwabbeliger Pudding frei im Raum. Die Kinder sollen zu ungezwungenen Bewegungen animiert werden. Wichtig ist nur, dass die Kinder im Rhythmus bleiben.

Es tanzt ein Schwabbelpudding-Kind
in unserm Raum herum,
schwabbelbum,
es tanzt ein Schwabbelpudding-Kind
in unserm Raum herum.
Es schwabbelt hin, es schwabbelt her,
es schwabbelt immer noch viel mehr,
es tanzt ein Schwabbelpudding-Kind
in unserm Raum herum.

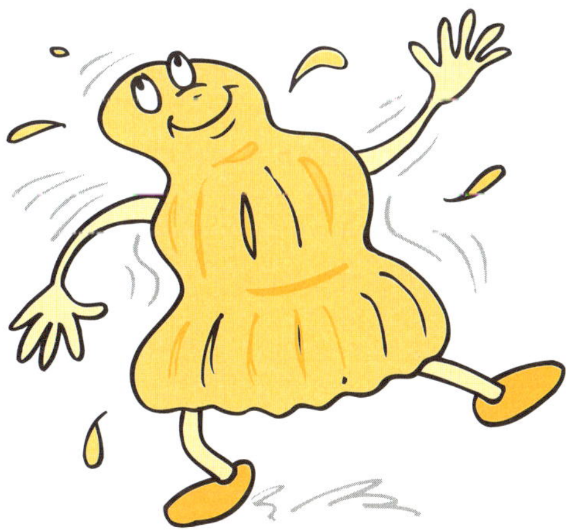

4.1 Mein Körper gehört mir

Meine beiden Augen

Lied
Ziel: Körperteile bewusst wahrnehmen und mit Bewegungen einsetzen
Alter: Kindergarten- und Vorschulkinder
Zeit: ca. 15 Minuten

Die Kinder machen mit den genannten Körperteilen entsprechende Bewegungen zum Liedtext passend.

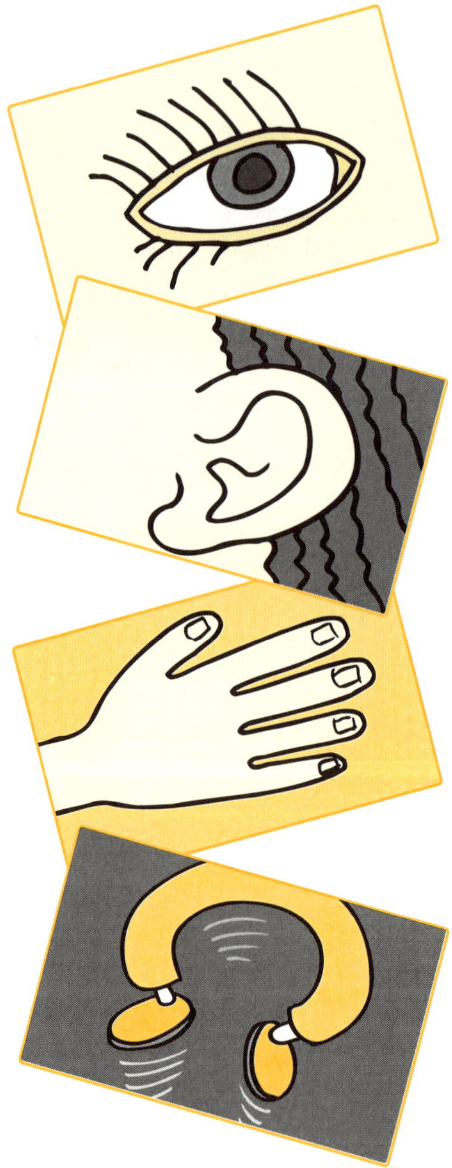

Meine beiden Augen sehen nur für mich.
Meine beiden Ohren hören nur für mich.
Sie sehen und sehen und hören nur für mich,
sie sehen und sehen und hören nur für mich.

(Mit beiden Händen die Augen wie eine Brille umfassen und an den Ohren wie eine Muschel anlegen)

Alle meine Finger winken nur für mich.
Meine beiden Hände klatschen nur für mich.
Sie winken und winken und klatschen nur für mich,
sie winken und winken und klatschen nur für mich.

(Finger winken, in die Hände klatschen)

Meine beiden Beine hüpfen nur für mich.
Meine beiden Füße stampfen nur für mich.
Sie hüpfen und hüpfen und stampfen nur für mich,
sie hüpfen und hüpfen und stampfen nur für mich.

(Auf beiden Beinen hüpfen, mit den Füßen stampfen)

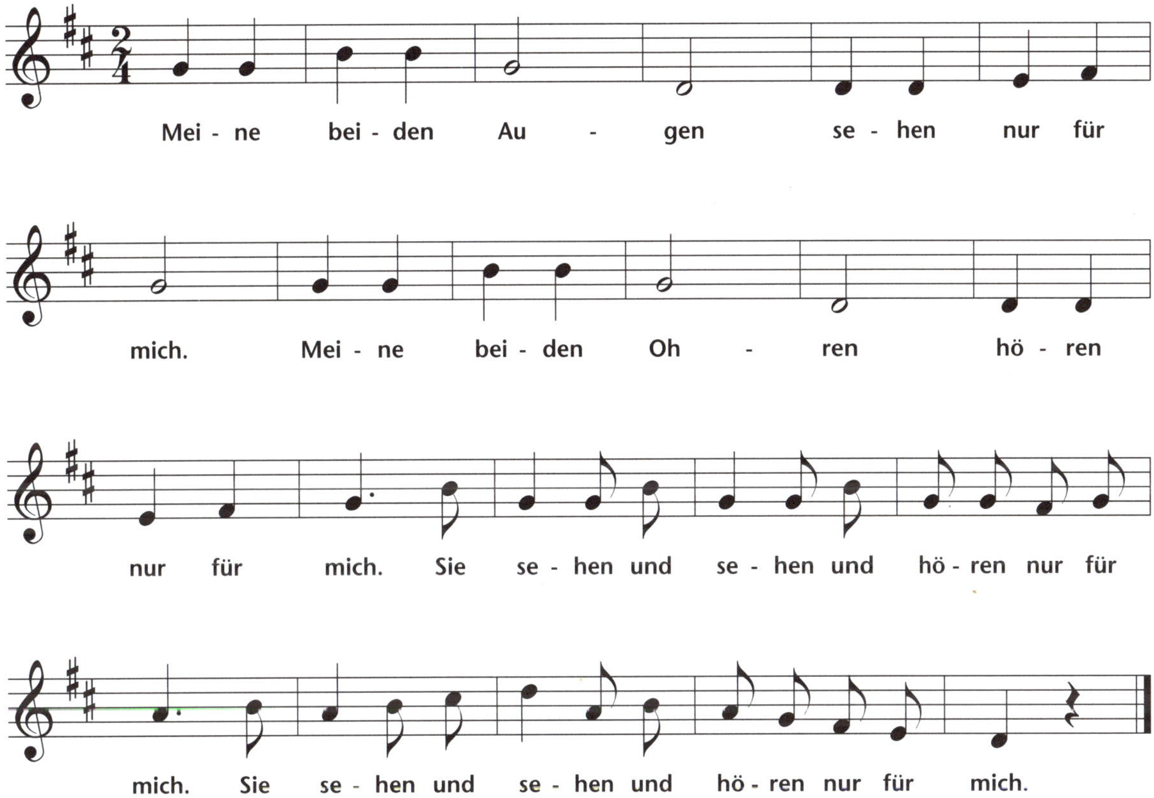
Mei - ne bei - den Au - gen se - hen nur für
mich. Mei - ne bei - den Oh - ren hö - ren
nur für mich. Sie se - hen und se - hen und hö - ren nur für
mich. Sie se - hen und se - hen und hö - ren nur für mich.

Der Taucher

Ziel: Den eigenen Körper neu entdecken. Durch die Konzentration auf das Wasser sind die Kinder unbefangener und können sich freier bewegen.
Alter: ab 7 Jahren
Zeit: ca. 15 Minuten

SpielleiterIn: Wir holen nun unsere Taucherausrüstung und gehen zum See. Wir ziehen unsere Taucherausrüstung fachmännisch an und steigen vorsichtig ins Wasser. Wir spüren bei jedem Schritt den Widerstand des Wassers. Wir wagen uns etwas weiter hinein, das Wasser steht uns bis zu den Knien, wir können nur noch schwer vorwärts kommen.

Wir gehen weiter und weiter, das Wasser steigt langsam bis zu unserem Hals. Jetzt kommt der Moment, wo wir mit dem Kopf eintauchen, wir haben keine Angst, wir spüren das Wasser in unserem Gesicht, über unserem Kinn, es reicht schon bis zur Nase, wir haben keine Angst vor dem Wasser, wir sind gut geschützt, jetzt taucht der ganze Kopf ein, wir machen schwimmartige Bewegungen und schweben im Raum. Wir spüren den Widerstand des Wassers, unsere Hände lassen sich nur schwer bewegen.
Wir betrachten diese neue Welt, wir hören nur ein dumpfes Rauschen, alles ist anders im Wasser.
Wir bewegen uns vorwärts und genießen die Stille und diese neue Welt.
Langsam, ganz langsam tauchen wir auf. Wir sind wieder in unserer Welt, wir spüren, wie leicht wir uns außerhalb des Wassers bewegen können, und jetzt genießen wir diese Beweglichkeit.

Gemeinsame Aussprache:
War es für mich leicht, mich im Wasser zu bewegen?
Was dachte ich mir, als mir das Wasser gedanklich über den Kopf stieg?
War ich froh, wieder aus dem Wasser herauszukommen?
Welche Bewegungen mag ich lieber, die im Wasser oder die auf dem Land?

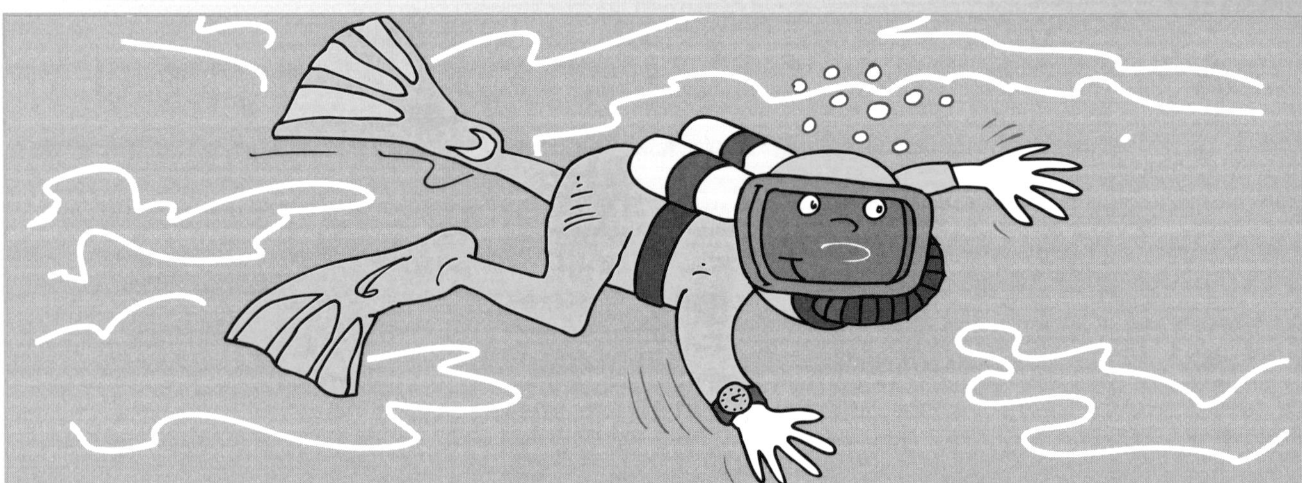

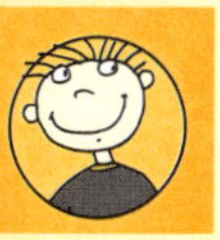

Ich bin ich

Gedicht
Alter: ab ca. 8 Jahren

Ich bin ich und du bist du,
ich bin schlau und mutig dazu,
ich bin schnell und geschickt obendrein,
ich kann etwas und lass nichts unversucht sein.
Ich weiß, dass ich mich auf mein Ich verlassen kann,
ich weiß, auf mich allein kommt es im Wesentlichen an.
Ich bin stark und trau mich was,
ich bin ich und das macht mir Spaß!

Gemeinsame Aussprache:
Wann bist du mutig?
Was traust du dich?
Wobei bist du geschickt?
Wann bist du stark?

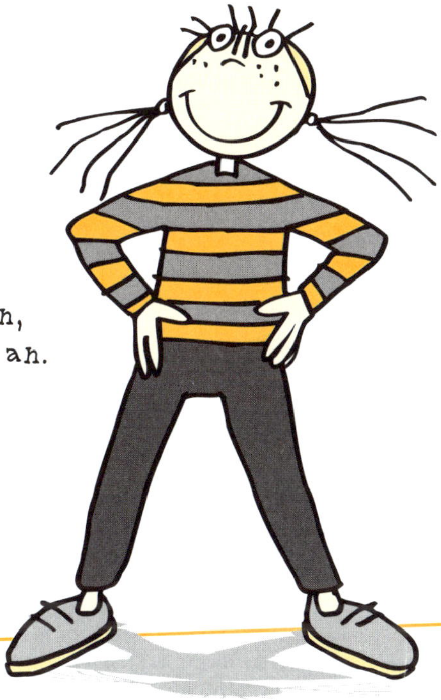

Der Gruppenmensch

Ziel: Nachdenken über den eigenen Körper
Alter: ab 8 Jahren
Zeit: ca. 35 Minuten
Material: 4 bis 5 Bögen Packpapier (nach der Anzahl der Gruppen), Wasserfarben
Gruppenarbeit: ca. 5 Kinder pro Gruppe

Die Kinder sollen sich freiwillig in Gruppen zusammenfinden. Sie sollen gemeinsam einen Menschen malen.
Vor dem Malen wird genau besprochen, wer welchen Körperteil malt.
Jedes Kind soll einen Körperteil von sich selbst malen.
Anschließend werden die Bilder aufgehängt und es erfolgt eine Aussprache.
Wie ist das Bild zu Stande gekommen?
Habe ich einen Körperteil malen können, den ich an mir mag?
Habe ich mich in der Gruppe wohl gefühlt?
Hat mir das Spiel Spaß gemacht?
Gefällt mir der Gruppenmensch, der in meiner Gruppe entstanden ist?

Wer gewinnt?

Ziel: Die Kinder sollen darüber nachdenken, welche Teile des Körpers sie besonders mögen.
Alter: ab 8 Jahren
Zeit: ca. 25 Minuten
Material: Arbeitsblatt 7 im Anhang

Jedes Kind bekommt ein Arbeitsblatt, das in zwei Hälften unterteilt ist. Auf jeder Hälfte befinden sich 16 Kästchen. In die obere Hälfte sollen die Kinder alle möglichen Körperteile eintragen, die ihnen einfallen.
In der unteren Hälfte des Arbeitsblattes sollen die Kinder diese Körperteile ordnen. Sie beginnen mit dem Körperteil, der ihnen am liebsten und am meisten wert ist, und beenden die Reihe mit dem Körperteil, der ihnen am wenigsten wert erscheint.

Gemeinsame Aussprache:
Warum schätze ich diesen Körperteil am meisten bzw. am wenigsten?
Gibt es Körperteile, die den gleichen Rang haben?
Wie leicht bzw. wie schwer ist mir diese Reihung gefallen?
Gibt es Körperteile, die mir wichtig sind und die ich trotzdem vergessen habe?

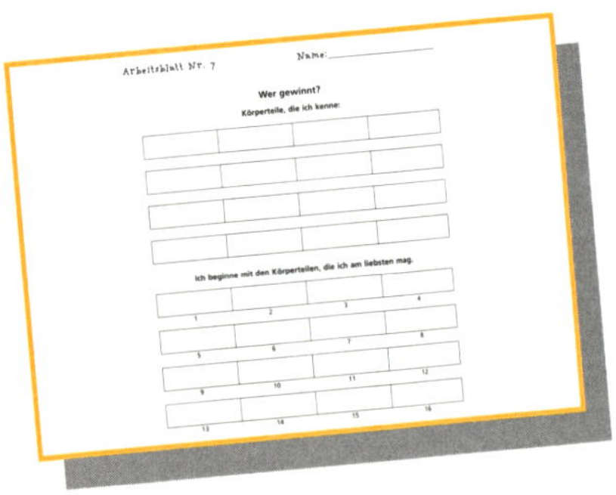
Arbeitsblatt Nr. 7 Name:

Wer gewinnt?

Körperteile, die ich kenne:

Ich beginne mit den Körperteilen, die ich am liebsten mag.

1 2 3 4
5 6 7 8
9 10 11 12
13 14 15 16

Verstehst du mich?

Ziel: Etwas ohne Worte, nur mit dem Körper, vermitteln können
Alter: ab 7 Jahren
Zeit: ca. 20 Minuten

Die Kinder sitzen im Kreis.
SpielleiterIn: „Wir werden heute eine neue Sprache lernen, es ist eine Sprache ohne Worte, die nur mit dem Körper ausgedrückt wird."
Nachdem ein Beispiel vorgezeigt wurde, dürfen sich Freiwillige in die Kreismitte begeben und sich mittels der Körpersprache ausdrücken.
Den Kindern muss klar gemacht werden, dass man diese Körpersprache nie eindeutig interpretieren kann.

Gemeinsame Aussprache:
Habe ich manche Kinder besonders gut und schnell verstanden?
Fiel es mir leicht, mich nur mit Hilfe meines Körpers auszudrücken?
Machte es mir Spaß, die Körpersprache eines anderen erraten zu können?

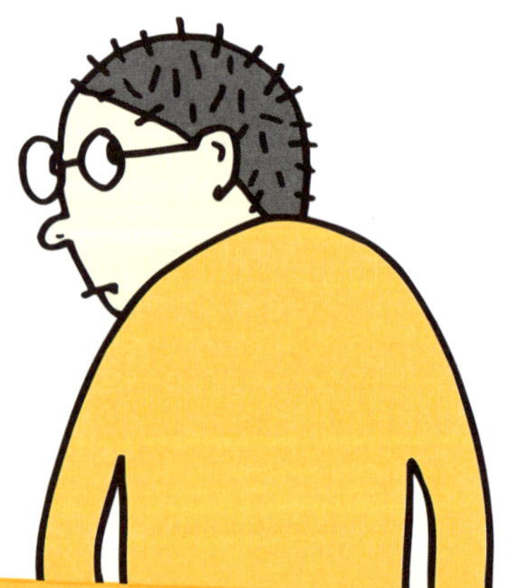

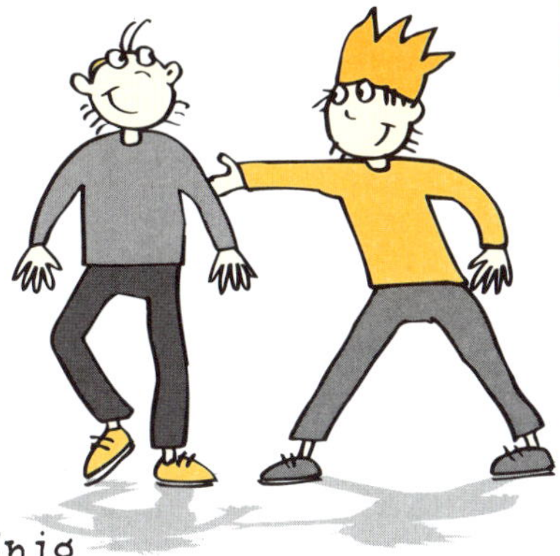

Der Steinkönig

Ziel: Auf freie Bewegung im Raum erfolgt nach der Versteinerung eine Erstarrung. Mit Hilfe von gemeinsamen Körpermerkmalen ist eine Befreiung möglich.
Alter: ab 6 Jahren
Zeit: ca. 15 Minuten

Die Kinder laufen frei im Raum umher. Der Steinkönig ist der König der Berge und benötigt dringend Steine für einen neuen Berg. Er kann Kinder in Steine verwandeln, wenn er sie berührt.
Diese Kinder haben nur eine Chance, von ihrer Versteinerung erlöst zu werden, indem sie von einem Kind berührt werden, das irgendein gleiches Körpermerkmal (z. B. gleiche Haarfarbe, gleiche Augenfarbe, ein Muttermal, gleiche Größe usw.) wie das versteinerte Kind besitzt.
Nur durch dieses gemeinsame Körpermerkmal ist eine Befreiung möglich und das Kind darf wieder laufen, so schnell es kann, um dem Steinkönig zu entkommen.

Gemeinsame Aussprache:
Konnte ich sofort wie versteinert stehen bleiben?
Haben mich andere Kinder befreien können, habe ich selbst welche befreit?
Wollte ich selbst gerne Steinkönig sein und warum?

Im Tierpark

Ziel: Kennenlernen von verschiedenen Bewegungsformen
Alter: ab 7 Jahren
Zeit: ca. 10 Minuten

SpielleiterIn: „Jetzt stellt euch vor, ihr seid
- ein Affe, der von Ast zu Ast springt,
- eine Schlange, die zischend am Boden kriecht,
- ein Hase, der lustig dahinhoppelt,
- ein Elefant, der mit schwerem Schritt dahinschreitet,
- eine Giraffe, die ihren langen Hals reckt,
- ein Vogel, der durch die Luft fliegt,
- ein Eisbär, der tollpatschig ins Wasser plumpst,
- ein Tiger, der sich an die Beute heranschleicht,
- ein Nilpferd, das sich im Sumpf suhlt,
- ein Känguru, das herumhüpft."

Gemeinsame Aussprache:
Welche Bewegung hat dir am besten gefallen?
In welche Tierrolle hast du dich schwer hineinversetzen können?
Welche Bewegung magst du besonders gern?
Welche Bewegung magst du überhaupt nicht?

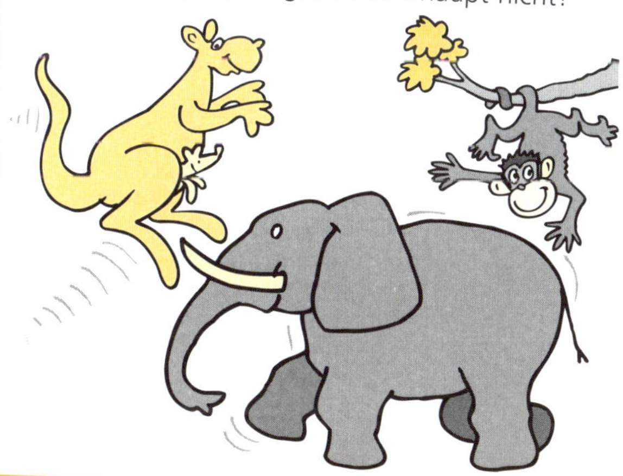

4.1 Mein Körper gehört mir

Lustiges Aufweckspiel

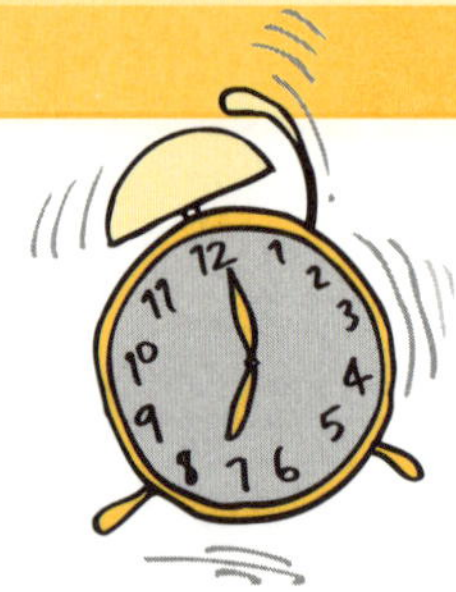

Gedicht
Ziel: Bei jeder Strophe kommt eine neue Bewegung dazu, sodass am Schluss des Gedichts der ganze Körper in Bewegung ist.
Alter: ab 6 Jahren
Zeit: ca. 10 Minuten

In der Früh um sieben
schlafen alle Müden.
Ich muss sie wecken
mit Recken und Strecken.
(Der gesamte Körper wird gestreckt.)

Erst kommt der rechte Fuß,
der zappelt schon vor Überfluss.
Dann folgt der linke Fuß
mit heiterem Genuss.
(Rechter Fuß hüpft in die Höhe,
dann folgt der linke Fuß)

Dann tanzt das ganze rechte Bein,
es tanzt und findet das sehr fein.
Jetzt folgt das linke obendrein
mit Schwung ins Tanzvergnügen hinein.
(Rechtes Bein und linkes Bein tanzen)

Die rechte Hand ist schon sehr munter,
sie treibt es immer kunterbunter.
Die linke Hand ist wach gerüttelt,
wird rasch noch in den Tag geschüttelt.
(Rechte Hand und linke Hand schütteln)

Der rechte Arm hat sehr viel Kraft,
hoch in die Luft, so hoch er's schafft.
Der linke Arm, der kann das auch,
bis seine Müdigkeit verraucht.
(Rechten Arm und linken Arm in die Höhe strecken)

Der Kopf, der wackelt langsam und still,
weil er sich nicht verrenken will.
(Mit dem Kopf vorsichtig wackeln)

Ein kleiner Bauchtanz tut mir gut,
für diesen Tag hab ich genug Mut.
(Mit dem Bauch hin und her wackeln)

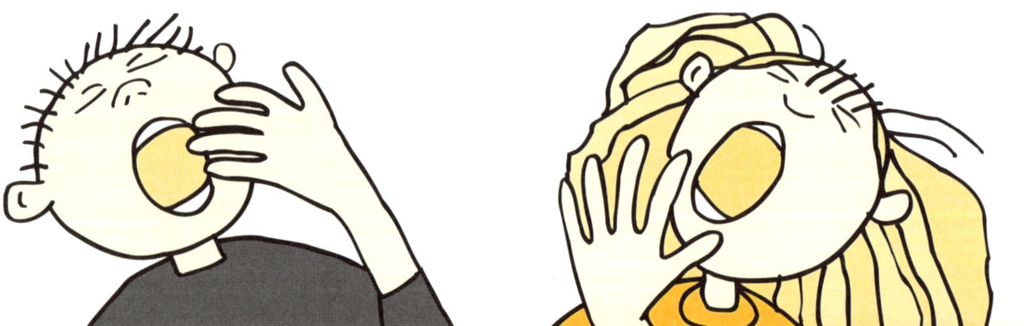

Meine Grenze

Gedicht
Alter: ab 10 Jahren

Hier ist meine Grenze,
so weit darfst du zu mir,
hier ist meine Grenze,
dieser Bereich gehört nur mir!

Bis hierher bist du willkommen,
weiter lass ich es nicht zu,
bis hierher kannst du kommen,
ansonsten lass mich in Ruh!

Bis hierher bin ich offen
und freu mich über dich,
bis hierher will ich hoffen,
du verletzt meine Grenze nicht!

Die Kinder teilen sich in zwei gleich große Gruppen. Eine Gruppe spricht die erste Strophe des Gedichts und baut eine Wand mit erhobenen Armen auf. Die zweite Gruppe versucht diese Wand einzustürzen und darf dabei laut schreien. Auf ein Zeichen des Spielleiters/der Spielleiterin schweigt die zweite Gruppe und macht einen Schritt zurück. Die erste Gruppe spricht die nächste Strophe des Gedichts. Dann erfolgt wieder ein Angriff der zweiten Gruppe. Die Gruppen können am Ende des Gedichts die Rollen tauschen, um beide Gefühle kennenzulernen.

Hallo, kannst du mich riechen?

Ziel: Lustiges Riech- und Nasenspiel
Alter: ab 7 Jahren
Zeit: ca. 10 Minuten

Ein Kind steht mit verbundenen Augen in der Kreismitte.
Jetzt geht ein Kind ganz still zu dem Kind in der Kreismitte und lässt sich beschnuppern. Dieses versucht nun, das Kind am Geruch zu erkennen.
Wenn es das Kind nicht erraten kann, dann darf es die Nase des Kindes ganz zart abtasten und versucht dann den Namen des Kindes zu nennen.

Gemeinsame Aussprache:
Was konnte ich besonders gut riechen?
Bin ich mit meiner Nase zufrieden?
Kann ich mir vorstellen, dass ich nichts riechen kann?
Kenne ich Menschen, die nichts riechen können?

Erweiterung: Dieses einfache und lustige Spiel kann auch auf andere Körperteile angewandt werden.

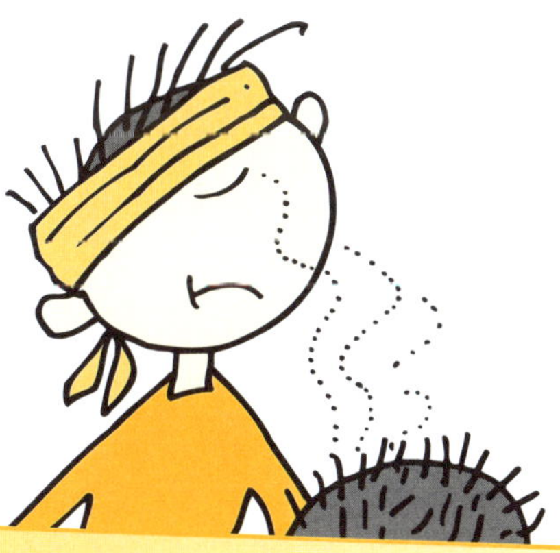

Der unzufriedene Prinz

Ziel: Nachdenken, welchen Körperteil man verstärkt bzw. vervielfältigt haben möchte
Alter: ab 7 Jahren
Zeit: ca. 20 Minuten

Geschichte vorlesen:
Es war einmal ein Prinz, der war sehr unzufrieden mit sich selbst. Er wollte einfach nicht so sein, wie er war.
Eines Tages begegnete er einem schönen Mädchen und er verliebte sich so sehr in dieses Mädchen, dass er es auf der Stelle heiraten wollte.
Doch das Mädchen sprach: „Zuerst musst du wieder zufrieden werden mit dir selbst. Du hast einen Wunsch frei. Du darfst dir irgendeinen Teil deines Körpers verstärken (z. B. größere Muskeln, eine lautere Stimme, mehrere Augen). Du hast eine Minute Zeit zum Nachdenken."

Jedes Kind soll sich nun selbst in die Rolle des Prinzen hineindenken und den Wunsch auf einen Zettel schreiben.

Gemeinsame Aussprache in Gruppen:
Was wünsche ich mir?
Was kann ich dadurch erreichen?
Erwarte ich mir eine Verbesserung durch die Erfüllung meines Wunsches?
Welche Nachteile habe ich dann?
Wie verändert sich mein Leben dadurch?
Wie wirkt diese Veränderung auf meine Umgebung, meine Familie, meine Freunde?

Erweiterung:
Bildnerische Erziehung: Lustige, mit sich selbst zufriedene Prinzen malen
Die Kinder können ihren Prinzen mit Wasserfarben darstellen.

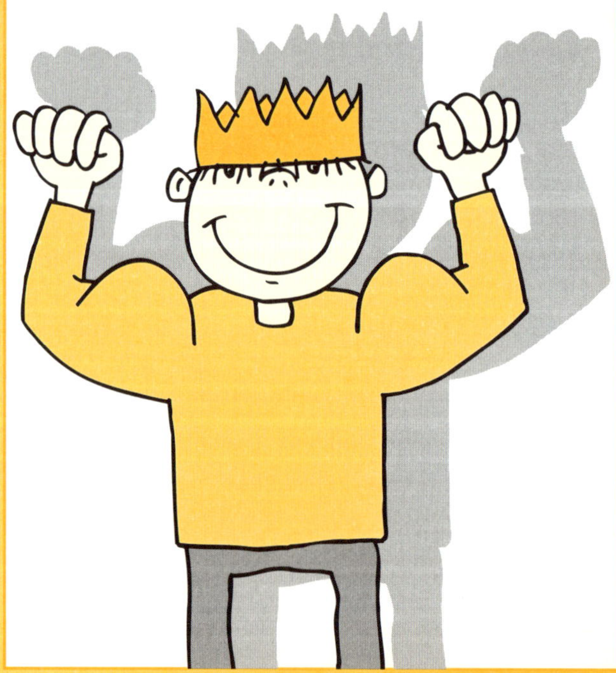

Dirigentenlied

Lied nach der Melodie von „Alle Vöglein sind schon da"
Ziel: Ein Kind gibt bestimmte Bewegungen vor und die anderen sollen es nachmachen.
„Der Dirigent" steht im Mittelpunkt und die ganze Gruppe schenkt ihm Aufmerksamkeit.
Alter: ca. ab 8 Jahren
Zeit: ca. 10 Minuten

Alle Kinder bilden einen Kreis, der Dirigent steht in der Kreismitte und singt:

Ich bin heute der Dirigent,
jeder mich schon kennt,
seht her zu mir und gebt auf mich Acht,
schaut ganz genau und macht es mir nach.
Ich bin heute der Dirigent,
jeder mich schon kennt.

Anschließend singen alle Kinder im Kreis und machen die Bewegung des Dirigenten nach:

Er/Sie ist heute der/die DirigentIn,
jeder ihn/sie schon kennt,
wir sehen hin und geben auf ihn/sie Acht,
wir schaun genau und machen es ihm/ihr nach.
Er/Sie ist heute der/die DirigentIn,
jeder ihn/sie schon kennt.

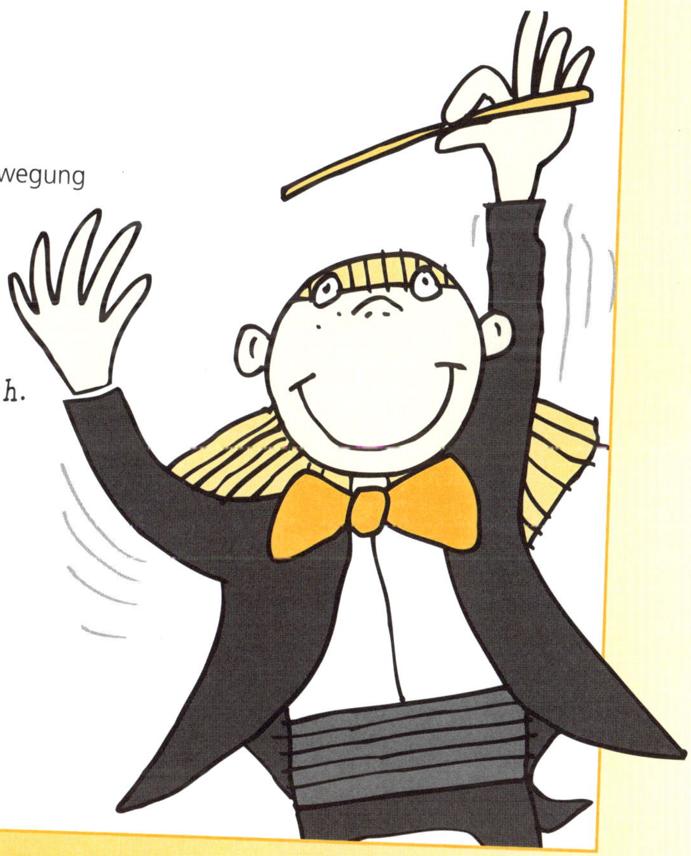

4.2 Intuition

Ein Kind soll lernen, seine eigenen Gefühle zu erkennen und sie auszusprechen. Es soll wissen, dass Gefühle ein wesentlicher Teil seiner Persönlichkeit sind, weil es mit Hilfe dieser Gefühle erkennt, wie es ihm geht. Für das Kind ist es wichtig, seinen Gefühlen zu vertrauen und sie jemandem mitteilen zu können, weil jeder Mensch solche Gefühle haben kann und weil man sich wegen seiner Gefühle nicht zu schämen braucht.
Anhand der folgenden Spiele kann ein Kind über seine persönlichen Gefühle nachdenken, sich überlegen, wie es mit seinen Gefühlen umgeht und ob es andere daran teilhaben lässt oder nicht.

Gesichter zum Geschichtenerzählen

Ziel: Gefühle ausdrücken können
Alter: ab 8 Jahren
Zeit: ca. 30 Minuten
Material: Gesichter werden auf einfache Art auf Kartons (Spielkarten) gemalt; z. B. ein trauriges Gesicht, ein fröhliches Gesicht, ein zorniges Gesicht, ein erstauntes Gesicht, ein unentschlossenes Gesicht, ein fragendes Gesicht usw.

Die Kinder sitzen im Kreis. Ein Kind meldet sich freiwillig als SpielleiterIn und geht zu einem Kind im Kreis, um es eine Karte ziehen zu lassen. Dieses Kind muss nun einen Satz zum Gefühlsausdruck seiner Gesichtskarte bilden. Diese Sätze sollen zu einer lustigen und zusammenhängenden Geschichte werden. Diese Geschichte kann nachher aufgeschrieben werden.
Weitere Möglichkeiten: Die Kinder können ihre Gefühle vorspielen. Die Kinder malen und bringen so ihre Gefühle entsprechend den Gesichtskarten zum Ausdruck. Es erfolgt anschließend eine gemeinsame Aussprache über die Zeichnungen.

Ich verkleide mich als ...

Ziel: Mit Hilfe einer Verkleidung ein Gefühl ausdrücken
Alter: ab 4 Jahren
Zeit: ca. 20 Minuten
Material: viele verschiedene Kleidungsstücke

Viele Kleidungsstücke werden zur Wahl angeboten, damit die Kinder sich verkleiden können und ein Gefühl damit ausdrücken können.
Man kann entweder den Kindern einen Auftrag geben, sich z. B. lustig oder traurig zu verkleiden, oder man lässt den Kindern freie Wahl.

Gemeinsame Aussprache:
Warum habe ich dieses Kostüm gewählt?
Was gefällt mir daran besonders?
Hätte ich lieber etwas anderes angezogen, aber es wurde mir weggeschnappt von einem anderen Kind?
Bin ich zufrieden mit meiner Wahl?

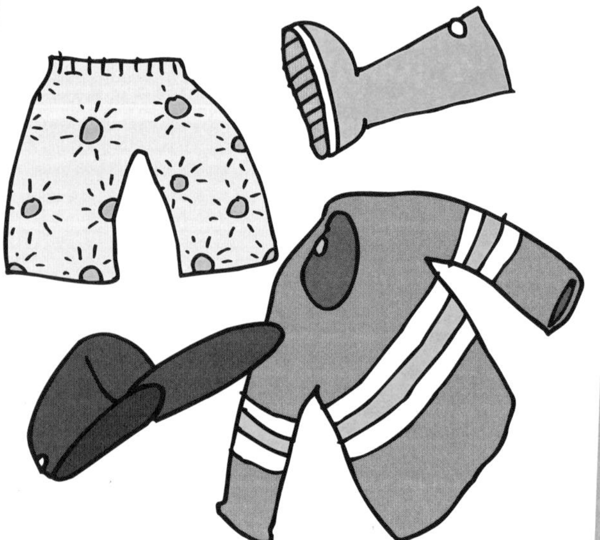

Meine Wand

Ziel: Ein Kind kann ohne Worte sein Gefühl vermitteln.
Alter: ab 4 Jahren
Zeit: ca. 10 Minuten
Material: vier Bilder, die verschiedene Gefühle ausdrücken (z. B. lustig, traurig, zornig, ängstlich)

Auf jede Wand des Raumes wird ein Bild gehängt, das ein bestimmtes Gefühl ausdrückt. Jedes Kind kann nun ohne Worte vermitteln, wie es sich gerade fühlt.
Gemeinsame Aussprache:
Warum habe ich mich zu dieser Wand gestellt?
Bin ich froh, dass die anderen wissen, wie es mir gerade geht?
Fühle ich mich mit meinem Gefühl jetzt nicht mehr so alleine?
Geht es mir jetzt besser?
Für größere Kinder kann auf jeder Wand anstelle eines Bildes ein Satz stehen, der ein Gefühl ausdrückt (z. B. „Ich habe Angst!", „Ich freue mich!", „Ich bin traurig!", „Ich bin zornig!").

Ich habe Angst!

Rollenspiel
Ziel: Angst wird gemeinsam in der Gruppe vertrieben.
Alter: ab 4 Jahren
Zeit: ca. 10 Minuten

Gedicht:

Ich habe Angst,
es könnte ein Löwe zum Fenster
hereingehn,
ich habe Angst,
es würde ein großer Affe vor mir stehn,
ich habe Angst,
in meinem Bett liegt ein böser Hund,
ich habe Angst
und ich habe dafür einen Grund,
ich habe Angst vor großen Tieren,
ich möchte diese Angst verlieren,
drum schrei ich so laut ich kann:
„Geh weg, du Ungetüm,
und rühr mich nicht an!"

Rollenspiel: Ein Kind spielt den Löwen und brüllt laut und versucht die Kinder anzugreifen.
Ein Kind übernimmt den Affen und springt wild im Raum herum.
Ein Kind spielt die Rolle des Hundes und bellt laut.
Alle anderen Kinder stehen im Kreis und sprechen das Gedicht.
Jedes Mal, wenn ein Tier genannt wird, kommt das Kind in die Kreismitte und macht sich auf seine Art bemerkbar. Das Tier im Kreis wird von den Kindern gemeinsam verscheucht, indem sie laut rufen:

„Ich habe Angst vor großen Tieren,
ich möchte diese Angst verlieren,
drum schrei ich so laut ich kann:
Geh weg, du Ungetüm,
und rühr mich nicht an!"

Die Kinder dürfen selbst noch weitere Tiere nennen und ihre Bewegungen vorzeigen.

Nachtgespenst

Gedicht
Alter: ca. ab 5 Jahren

Kommt ein Gespenst in der Nacht,
das Angst mir macht,
schrei ich es an,
so laut ich kann!
Das Gespenst bekommt einen Schreck,
ist nichts wie weg.
(Vers)

Aus: Gisela Braun, ICH SAG NEIN,
Verlag an der Ruhr, Mülheim, 1989, S. 29.

Ein Ungeheuer aus Knetmasse

Ziel: Ein Ungeheuer mittels Knetmasse konkret werden lassen.
Alter: ab 4 Jahren
Zeit: ca. 20 Minuten
Material: bunte Knetmasse

Die Kinder sollen aus Knetmasse ein Ungeheuer formen.

Gemeinsame Aussprache:
Warum macht mir dieses Ungeheuer Angst?
Was kann ich gegen diese Angst tun?

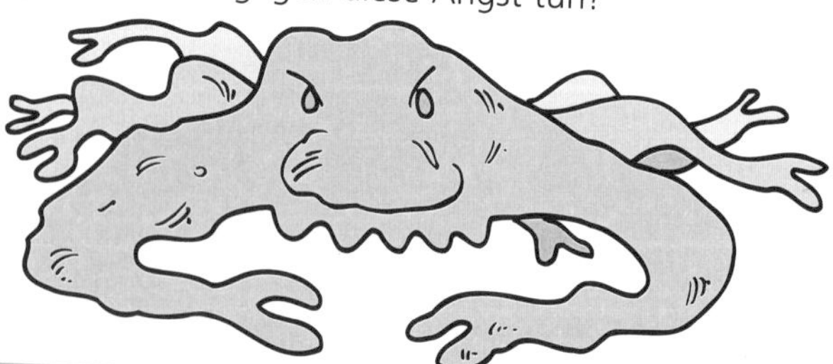

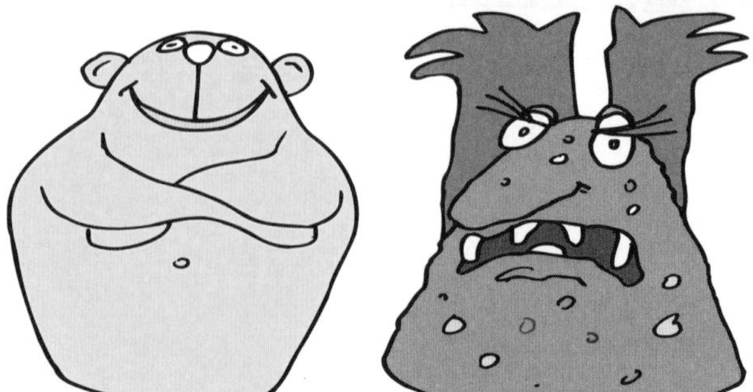

Figur aus Papiermaché

Ziel: Gefühle ohne Worte mit Hilfe einer Figur aus Papiermaché ausdrücken
Alter: ab 8 Jahren
Zeit: ca. 50 Minuten
Material: Zeitungspapier, Tapetenkleister

Die Kinder dürfen eine Figur aus Zeitungspapierstückchen und Tapetenkleister zu dem Thema: „Was macht mir Angst?" formen.

Gemeinsame Aussprache:
War es leicht für mich diese Figur zu formen?
Habe ich das ausdrücken können, was ich mir vorgenommen habe?

Anschließend kann eine Figur zu dem Thema: „Was hilft mir gegen die Angst?", „Was macht mir Mut?" geformt werden.

Gemeinsame Aussprache:
Welche Figur habe ich lieber geformt, die Angstfigur oder die Mutfigur?
Habe ich jetzt meine Angst mit Hilfe der Mutfigur vertreiben können?
Geht es mir jetzt besser?
Habe ich in Wirklichkeit schon einmal meine Angst vertreiben können?

Mimik - Gestik

Ziel: Gefühle ohne Worte ausdrücken
Alter: ab 7 Jahren
Zeit: ca. 10 Minuten

Die Kinder sitzen im Kreis. Ein Kind geht in die Kreismitte und vermittelt ein Gefühl (z. B. Freude, Angst, Dankbarkeit, Neugierde usw.) nur mit dem Gesichtsausdruck und mittels Gesten. Die übrigen Kinder versuchen das Gefühl zu erraten.

Gemeinsame Aussprache:
War es angenehm für mich, ein Gefühl ohne Worte ausdrücken zu können?
Haben die anderen mein Gefühl schnell erraten können?
Habe ich mein Gefühl gut vermitteln können?

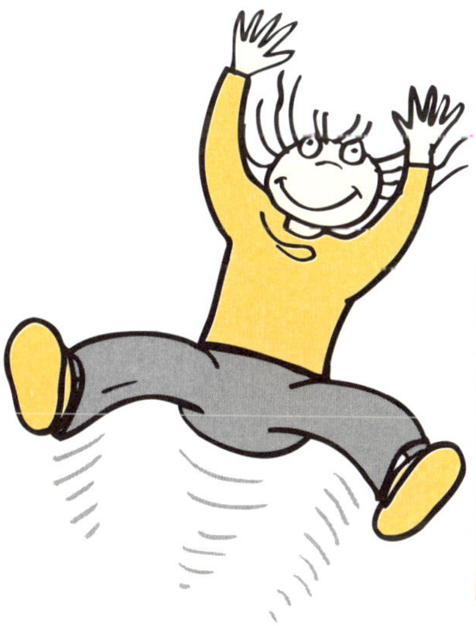

Du, ich hab Angst!

Gedicht für Kindergarten- und Vorschulkinder

Du, ich hab Angst schlafen zu gehen,
du, ich hab Angst ein Gespenst unter meinem Bett zu sehen,
du, ich hab Angst vor dem finsteren Raum,
du, ich hab Angst vor einem bösen Traum,
du, ich hab Angst, mir könnte etwas geschehen,
du, ich hab Angst, diese Nacht alleine zu überstehen.

Ich darf schreien!

Ziel: In diesem Spiel hat jedes Kind einmal die Möglichkeit, so laut es kann zu schreien und anschließend wieder still zu werden.
Alter: ab 4 Jahren
Zeit: ca. 10 Minuten

Die Kinder werden in zwei gleich große Gruppen eingeteilt, die sich einander gegenüber aufstellen.
Auf ein Zeichen des Spielleiters/der Spielleiterin ruft jedes Kind so laut es kann den Namen seines Partners/seiner Partnerin. Auf ein weiteres Signal des Spielleiters/der Spielleiterin bewegen sich nun die Kinder langsam aufeinander zu und werden dabei mit ihrer Stimme immer leiser, bis sie direkt vor dem Kind stehen und still sind. Sie verbeugen sich vor dem/der Partnerln ohne Worte. Dann gehen sie wieder auseinander und werden dabei etwas lauter und immer lauter und rufen am Schluss wieder den Namen ihres Gegenübers so laut sie können. Das Spiel kann wiederholt werden und mit einer stillen Verbeugung wird es beendet.

Gemeinsame Aussprache:
Was hat mir besonders an diesem Spiel gefallen?
War für mich die Stille oder der Lärm angenehmer?
War es für mich erleichternd, einmal so richtig laut sein zu dürfen?
War es für mich leicht, langsam immer leiser zu werden und dann plötzlich nichts mehr sagen zu dürfen?

Babyplakat

Ziel: Die Kinder können sich über ihre Gegenwart, ihre Vergangenheit und ihre Zukunft Gedanken machen.
Alter: ab 6 Jahren
Zeit: ca. 30 Minuten
Material: ein Bogen Packpapier, Babyfotos von den Kindern

Die Kinder dürfen ein Babyfoto mitbringen und es auf dem Packpapier aufkleben. Dann wird geraten, zu welchem Kind welches Babyfoto gehört, was mitunter sehr amüsant sein kann.

Gemeinsame Aussprache:
Sieht man noch eine Ähnlichkeit zum Babyalter?
Kann ich mich an irgendetwas aus dieser Zeit erinnern?
Was hat sich für mich inzwischen verändert?
Was habe ich seit dem Babyalter alles gelernt?
Wie glaube ich in zehn Jahren auszusehen?
Wie gefällt mir mein jetziges Aussehen?

Ich bin zwar klein, doch ...

Lied zur Melodie von „Häschen in der Grube"
Alter: ca. ab 4 Jahren

Ich bin zwar klein,
doch ich fühl mich stark,
ich fühl mich stark,
denn ich denke mich ganz groß,
groß und bärenstark,
denn ich denke mich ganz groß,
groß und bärenstark.

Ich bin zwar klein,
doch ich schaffe das,
ich schaffe das,
denn ich denke mich ganz groß,
groß mit Elefantenspaß,
denn ich denke mich ganz groß,
groß mit Elefantenspaß.

Ich bin zwar klein,
doch ich bin sehr schlau,
ich bin sehr schlau,
denn ich denke mich ganz groß,
groß und fuchsigschlau,
denn ich denke mich ganz groß,
groß und fuchsigschlau.

Ich bin zwar klein,
doch ich kann schon viel,
ich kann schon viel,
denn ich denke mich ganz groß,
groß wie ein Krokodil,
denn ich denke mich ganz groß,
groß wie ein Krokodil.

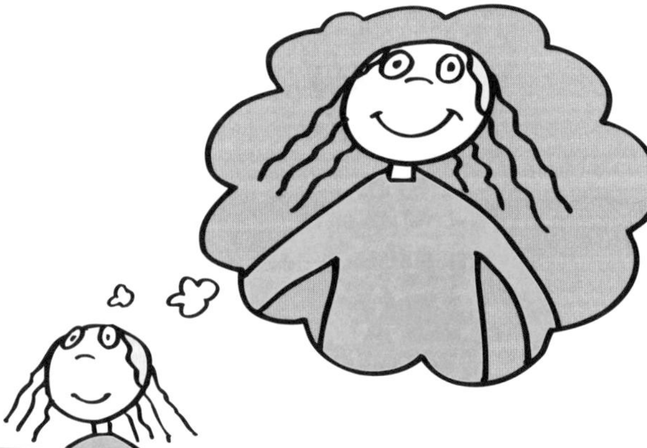

Mutgedicht

Gedicht
Alter: ab ca. 5 Jahren

Die Kinder stehen im Kreis und dürfen nach jeder Zeile pantomimisch das jeweilige Tier darstellen.

Ich kann fliegen wie ein Vogel,
ich kann brüllen wie ein Löwe,
ich kann klettern wie ein Affe,
ich kann so groß sein wie eine Giraffe.

Ich kann stark sein wie ein Eisbär,
ich kann schwimmen wie eine Ente,
ich kann schlau sein wie ein Fuchs,
ich kann auf der Hut sein wie ein
Luchs.

Ich kann intelligent sein wie ein
Delphin,
ich kann schleichen wie eine Katze,
ich kann springen wie ein Känguru,
ich kann geruhsam sein wie eine Kuh.

Ich kann laufen wie ein Hase,
ich kann riesig sein wie ein Elefant,
ich kann beißen wie ein Krokodil,
ich bin zwar klein,
aber ich kann das alles,
weil ich es will!

Warmes Bad

Ziel: Ein Kind kann positive Äußerungen von anderen hören.
Alter: ab 7 Jahren
Zeit: ca. 10 Minuten

Die Kinder sitzen im Kreis. Ein Kind meldet sich freiwillig zum warmen Bad und geht in die Kreismitte. Die übrigen Kinder äußern sich nun positiv über das Kind in der Kreismitte, indem sie es direkt ansprechen: „Du hast eine angenehme Stimme" oder „Du bist immer hilfsbereit" usw.

Gemeinsame Aussprache:
Wollte ich gerne ein warmes Bad erleben?
War es angenehm für mich, die Äußerungen der Kinder zu hören?
Welche Äußerung hat mich am meisten gefreut?
Hat mich irgendeine Äußerung überrascht?

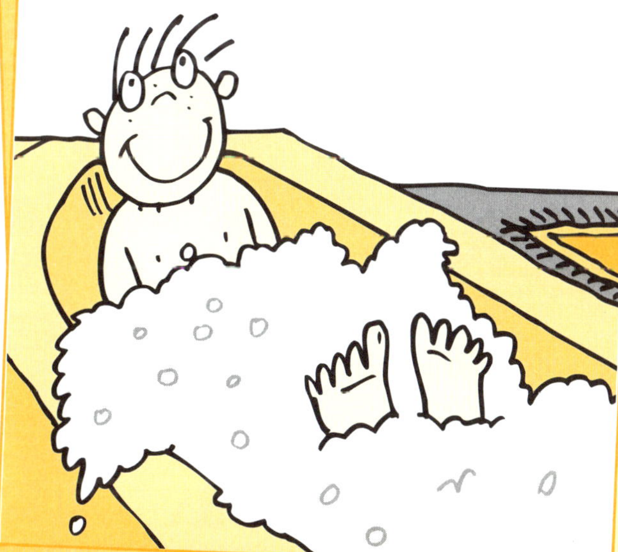

4.2 Intuition

Wie geht es dir?

Ziel: Gefühle durch Pantomime darstellen bzw. erraten
Alter: ab 8 Jahren
Zeit: ca. 15 Minuten
Material: Zettel, auf dem ein Gefühl (z. B. ängstlich, mutig …) geschrieben steht, und Klebeband

Jedes Kind bekommt einen Zettel, den es nicht gesehen darf, auf den Rücken geklebt. Die Kinder gehen nun durch den Raum, lesen das Gefühl eines beliebigen Partners und spielen ihm pantomimisch sein Gefühl vor. Hat dieser „sein Gefühl" erraten, darf er sich setzen. Errät er es nicht, so lässt er sich „sein Gefühl" von einem anderen Kind vorspielen.

Gemeinsame Aussprache:
Konnte ich „mein Gefühl" schnell erraten?
War es für mich schwer, ein bestimmtes Gefühl darzustellen?
Was war für mich besonders lustig?
Was war für mich besonders schwierig bzw. einfach?

Angst

Gedicht
Alter: ca. ab 10 Jahren

Angst zu versagen,
Angst zu fragen,
Angst etwas zu versäumen,
Angst vor den Träumen,
Angst vor Entscheidung,
Angst vor Verteidigung,
Angst vor Macht,
Angst, dass man lacht,
Angst vor Anpassung,
Angst vor Überforderung,
Angst zu vergeben,
Angst vor dem Leben.

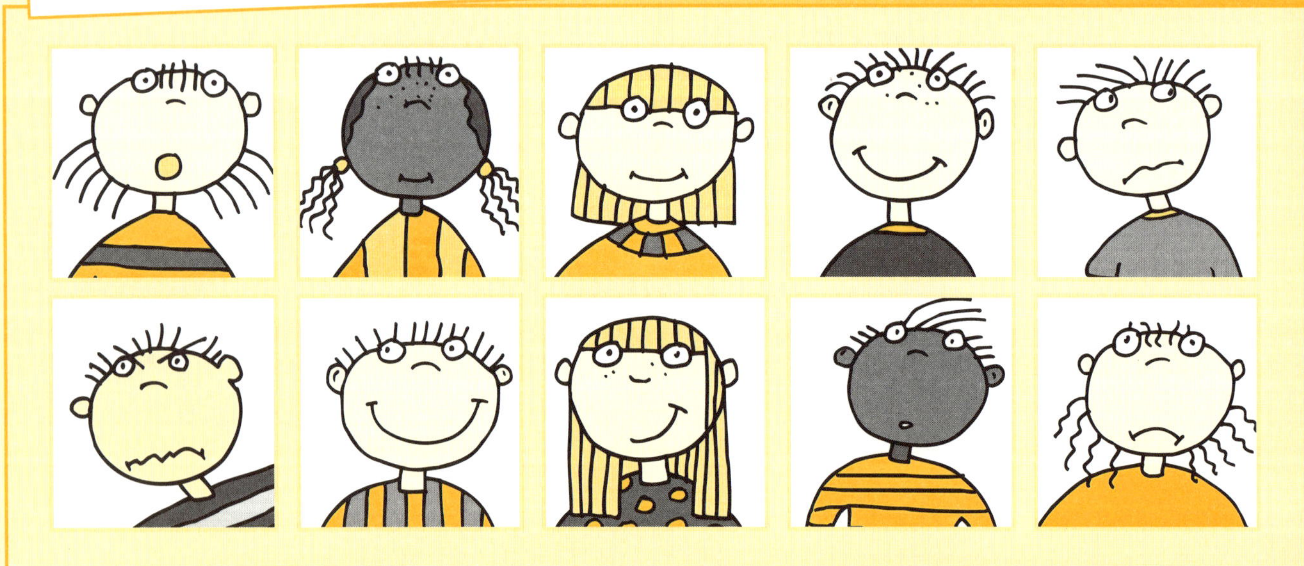

Die Schnecke und das Eichkätzchen

Ziel: Sich in eine bestimmte Art von Bewegung hineindenken können. Die Bewegung hat etwas zu tun mit der Stimmung, mit dem Empfinden, wie man sich gerade fühlt.
Alter: ab 8 Jahren
Zeit: ca. 15 Minuten

Die Kinder stehen im Kreis. Ein Kind meldet sich freiwillig als Schnecke, ein anderes als Eichkätzchen. Die Schnecke soll sich im Kreis sehr langsam bewegen, ihr Weg erscheint schwer und mühselig, sie schnaubt vor Erschöpfung, sie schafft es kaum vorwärts zu kommen, sie will sich niederlegen, sie sucht sich ein Plätzchen, der Kopf ist schwer, die Hände hängen nach unten, sie kann nicht mehr, sie muss stehen bleiben und rasten.
Alle Kinder im Kreis versuchen, jede Bewegung der Schnecke mitzumachen.

Jetzt kommt das Eichkätzchen in die Kreismitte. Es hüpft lebendig umher, springt vor Freude und Übermut, bewegt sich rasch und behände, schaut neugierig in die Welt, ist ständig in Bewegung von einem Punkt zum anderen, geht sehr aufrecht und zielstrebig, die Hände bewegen sich mit dem ganzen Körper mit, auch die Augen sind in Bewegung. Unermüdlich saust es hin und her.
Auch beim Eichkätzchen machen alle Kinder im Kreis jede Bewegung mit.

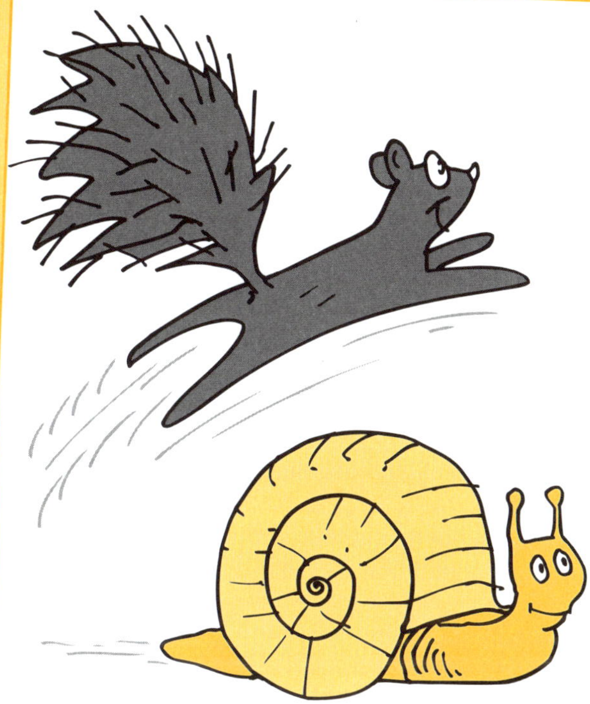

Gemeinsame Aussprache:
Wie hast du dich wohler gefühlt, als Schnecke oder als Eichkätzchen?
Was hat dir bei den Bewegungen der Schnecke besonders gut gefallen?
Was hat dir bei den Bewegungen des Eichkätzchens besonders gut gefallen?
Wie würdest du die Bewegungen der Schnecke beschreiben?
Wie würdest du die Bewegungen des Eichkätzchens beschreiben?
Bewegst du dich auch manchmal wie eine Schnecke?
Bewegst du dich auch manchmal wie ein Eichkätzchen?

Der Kampf der Dinosaurier

Ziel: Angst in einem Bild ausdrücken
Alter: ab 8 Jahren
Zeit: ca. 45 Minuten
Material: zwei Zeichenblätter DIN A3 pro Kind, Ölkreiden

Jedes Kind soll sich einen Menschen aus seiner Umgebung vorstellen, vor dem es Angst hat. Das Kind soll sich nun vorstellen, dass dieser Mensch sich in einen Dinosaurier verwandelt, und selbst verwandelt es sich auch in einen Dinosaurier. Nun sollen die beiden miteinander kämpfen. Dieser Kampf wird mit Ölkreiden auf ein Zeichenblatt gemalt. Der Angst einflößende Dinosaurier sowie auch der verängstigte Dinosaurier werden jeweils in einer bestimmten zu ihm passenden Farbe gemalt.

Dann erfolgt eine Wende. Auf einem zweiten Zeichenblatt werden die beiden Farben sowie auch die Rollen getauscht. Jetzt hat der Angst einflößende Dinosaurier die Farbe des verängstigten und umgekehrt.

Gemeinsame Aussprache über beide Bilder:
Wovor habe ich wirklich Angst, wenn ich diesem Menschen begegne?
Was kann ich dagegen tun?
Kann mir dabei jemand helfen?
In welchen Momenten bin ich stärker als dieser Mensch?
Habe ich mir schon einmal gewünscht, diesem Menschen Angst einzujagen?

Wenn ich Angst habe ...

Ziel: Sich bewusst werden, wie sich Angst ausdrücken kann
Alter: ab 9 Jahren
Zeit: ca. 30 Minuten
Material: Arbeitsblatt 8 im Anhang
Gruppenarbeit: ca. vier Kinder

Die Kinder erhalten ein Arbeitsblatt, worauf verschiedene Reaktionen auf Angst aufgelistet sind. Sie sollen ankreuzen, wie sie in Angstsituationen reagieren (Zeitdauer ca. 10 Minuten).

Gruppenarbeit (Zeitdauer ca. 20 Minuten):
Die Arbeitsblätter werden in Vierergruppen besprochen.
In welcher Situation fürchte ich mich?
Die Kinder lernen durch diese Übung, auf ihren Körper zu achten und nachzudenken, welche Reaktionen Angst bei ihnen auslöst. Es tut ihnen gut zu erfahren, dass jeder Mensch Angst hat und dass diese Angst ein natürliches und sehr häufiges Gefühl ist.

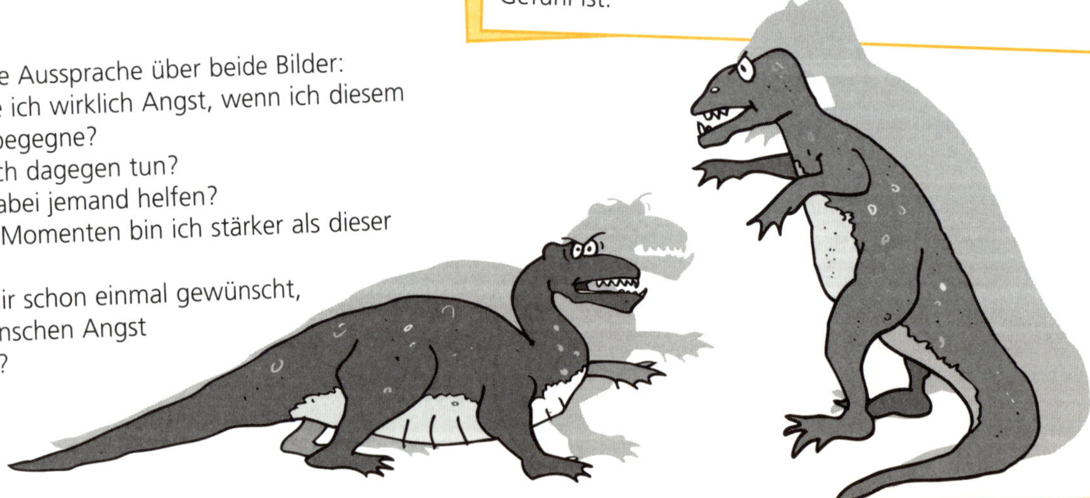

Schimpfspaß

Ziel: Die Kinder werden sich bewusst, dass Schimpfen zum Leben gehört. Es soll aber nicht verletzend sein und es gibt Grenzen bei der Wortwahl.
Alter: ab 5 Jahren
Zeit: ca. 10 Minuten

Die Kinder sitzen im Kreis und jedes Kind denkt sich leise für sich ein Schimpfwort aus, das in diesem Fall nicht jemand anderem gilt, sondern ihm selbst.
Es darf auf keinen Fall verletzend sein.
Wenn jedes Kind sein Schimpfwort hat, meldet sich ein Kind freiwillig und geht als „Clown" in die Kreismitte. Es kann einen lustigen Hut aufsetzen oder eine rote Nase tragen. Nun ruft es so laut es kann ein Schimpfwort nach dem anderen.
Wenn ein Kind „sein Schimpfwort" hört, so ruft es zurück: „Du Clown!", und geht in die Kreismitte.

Gemeinsame Aussprache:
Warum hat mir das Spiel so viel Spaß gemacht?
Wann verwende ich ein Schimpfwort?
Fallen mir neue, angenehmere Wörter für meine Schimpfwörter ein?
Wie kann ich Beleidigungen beim Schimpfen vermeiden?

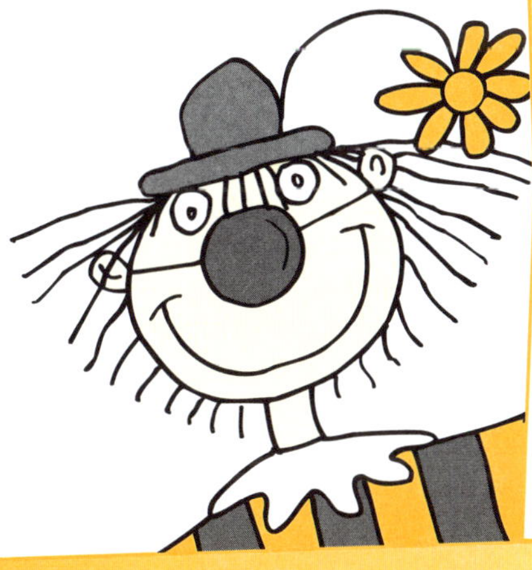

Schimpfwörter in den Papiercontainer

Ziel: Nur „salonfähige" Schimpfwörter dürfen in der Gruppe verwendet werden.
Alter: ab 8 Jahren
Zeit: ca. 20 Minuten
Material: Packpapier, Schere, Plakatstift, Schachtel

Der/Die SpielleiterIn lässt sich von den Kindern alle Schimpfwörter, die sie kennen, nennen und schreibt sie mit dem Plakatstift auf das Packpapier.
Dann wird das Packpapier zerschnitten, sodass auf jedem Papierstück ein Schimpfwort steht.
Die Kinder teilen sich in Vierergruppen auf, und jede Gruppe bekommt die gleiche Anzahl an Schimpfwörterzetteln. Gemeinsam sollen nun die Kinder entscheiden, ob ein Schimpfwort weiterhin in der Gruppe ausgesprochen werden darf oder nicht. Die Schimpfwörter, die weiterverwendet werden dürfen, werden an eine Wand geklebt, wo sie immer sichtbar für alle Kinder sind. Die Schimpfwörter, die nicht mehr in der Gruppe ausgesprochen werden dürfen, werden demonstrativ gemeinsam in kleine Schnipsel zerrissen und dann in eine Schachtel geworfen.
Im Papiercontainer werden sie dann für immer vernichtet.

Wichtig: Ab diesem Moment haben sich alle Gruppenmitglieder an diese Regeln zu halten.
Konsequentes Einhalten der Regeln ist wichtig. Bei Überschreitungen werden gemeinsam Maßnahmen beschlossen.

Beleidigte Liese

Ziel: Auseinandersetzung mit Gefühlen
Alter: ca. ab 5 Jahren
Zeit: Bemalen: ca. 30 Minuten
Spiel: ca. 10 Minuten
Material: leere Spielkarten (gibt es zu kaufen) oder Karten aus einem Karton ausschneiden, Filzstifte

Bemalen der Karten: Auf je zwei Karten werden zwei völlig gleiche Gesichter gemalt (gleiche Form, gleiche Farbe). Man kann eventuell auch ein Gesicht kopieren und dann anmalen, ausschneiden und auf die Karten aufkleben, z. B. zwei lustige Gesichter, zwei traurige Gesichter, zwei zornige Gesichter usw. Eine einzige Karte wird mit der beleidigten Liese bemalt.

Jetzt wird das Spiel nach den Spielregeln von „Schwarzer Peter" gespielt. Das Kind, dem die beleidigte Liese übrig bleibt, darf erzählen, warum es schon einmal beleidigt war und was es daran so gestört hat.

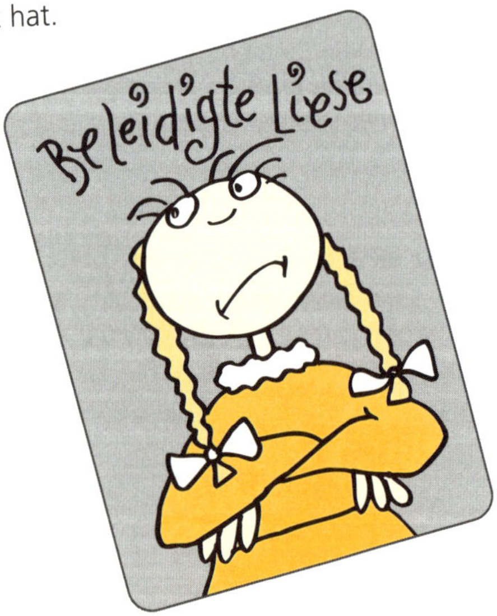

Oje! - Hurra!

Ziel: Die Kinder reagieren auf ein bestimmtes Wort in einer Erzählung, das ein Gefühl ausdrückt, mit „Oje!" oder „Hurra!".
Alter: ab 8 Jahren
Zeit: ca. 15 Minuten

Die Kinder sitzen im Kreis. Der/Die SpielleiterIn erzählt eine Geschichte. Jedes Mal, wenn „gut" oder „schlecht" vorkommt, stehen alle Kinder auf und rufen bei „gut" laut „Hurra!", und bei „schlecht" rufen alle laut „Oje".

Erzählung:
Prinzessin Issnochmehr hat immer schrecklichen Hunger. Sie ist verärgert, kein Brot zu finden. Sie sucht im Wäschekasten. Ach, hier bei der Nähmaschine liegt das **gute** Brot! **Schlecht** ist es nicht, denn jetzt kann sie es **gut** schneiden, weil es schon so alt ist.
Prinzessin Issnochmehr will aber kein **gutes** altes Brot mehr essen. Nein! Sie will jetzt **gute** Schokolade. Aber wo könnte so etwas **Gutes** sein? Also wirklich, welcher **schlechte** Mensch hat sie in der Waschmaschine versteckt?
Prinzessin Issnochmehr ist schon **schlecht** von der Schokolade. Sie sucht jetzt etwas Saures, die **guten** Salzkekse von Oma. Aber warum liegen die im Staubsaugerbeutel? Besser schmeckt ihr wahrscheinlich die **gute** Marillenmarmelade von Tante Fini. Aber wo ist sie? Vielleicht im Heizraum? Nein, richtig, die war doch gestern noch im Wäschetrockner! Mmmh. **Gut!**
Ach, im Badezimmer steht ja noch die **gute** saftige Nusstorte von der Geburtstagsfeier. Doch bei ihrem Anblick wird Prinzessin Issnochmehr **schlecht.**
Sie isst lieber den **guten** echten Bienenhonig oder ist der etwa schon **schlecht,** weil er immer in der

Kaffeemaschine steht. Der Vanillepudding schmeckt wirklich **schlecht,** der befindet sich wahrscheinlich schon zu lange im Backrohr.
Doch jetzt kann Prinzessin Issnochmehr bei allem **guten** Willen wirklich nicht mehr. Sie legt sich ins Bett und träumt vom **guten** Essen, bis ihr **schlecht** wird.

Eine weitere Möglichkeit:
Zwei Wörter (z. B. lustig – traurig) werden bestimmt, bei denen die Kinder aufstehen und laut „Hurra“ bzw. „Oje“ rufen müssen.

Es wird nur der Anfang der Geschichte erzählt und ein Kind nach dem anderen im Kreis sagt einen passenden Satz, in dem sich auch eines der beiden Wörter (lustig – traurig) befindet.

Anfang der Erzählung:
Heute wachte ich schon mit dem komischen Gefühl auf, dass an diesem Tag irgendetwas anders sein würde als sonst.
Trotz allem gehe ich lustig singend ins Badezimmer und …

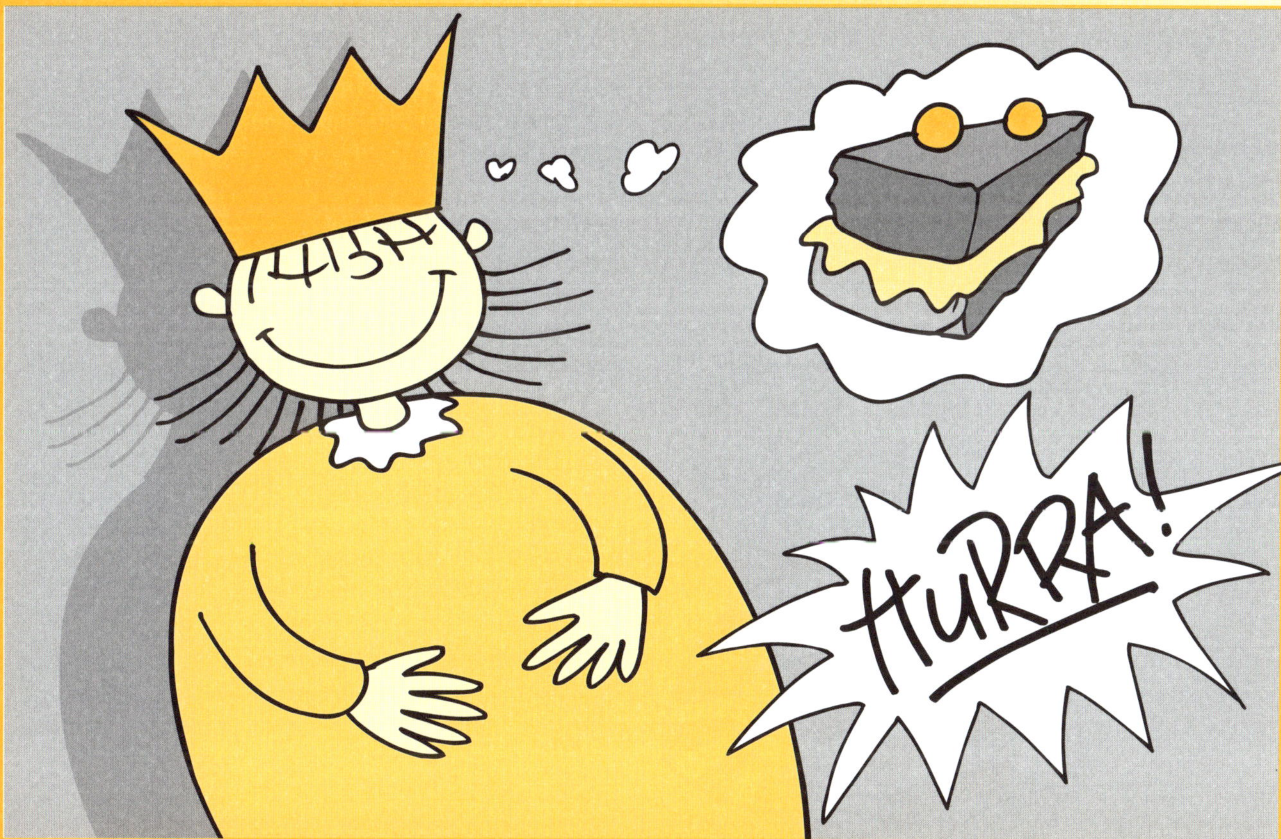

Wenn ich richtig lustig bin …

Lied nach der Melodie von „Oh, du lieber Augustin!"
Alter: ab ca. 5 Jahren

„Oh, du lieber Augustin,
Augustin, Augustin,
oh, du lieber Augustin, alles ist hin."
Es wird nur dieser Teil der Melodie verwendet.

Wenn ich richtig lustig bin,
lustig bin, lustig bin,
wenn ich richtig lustig bin,
spring ich vor mich hin.
(Die Kinder springen hoch in die Luft.)

Wenn ich richtig traurig bin,
traurig bin, traurig bin,
wenn ich richtig traurig bin,
wein ich vor mich hin.
(Die Kinder halten die Hände vor das Gesicht und wimmern.)

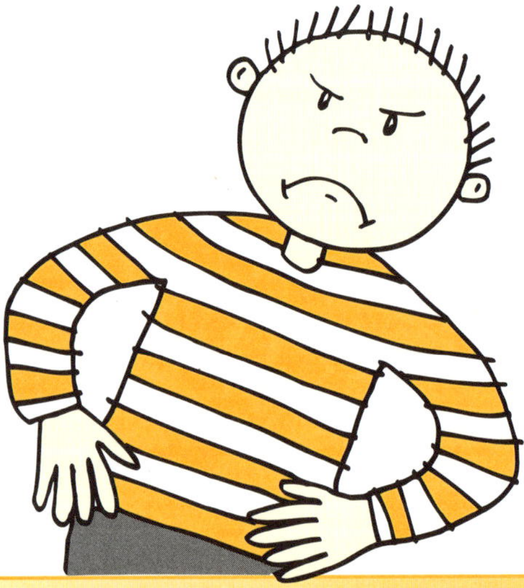

Wenn ich richtig zornig bin,
zornig bin, zornig bin,
wenn ich richtig zornig bin,
stampf ich vor mich hin.
(Die Kinder stampfen fest in den Boden.)

Wenn ich richtig müde bin,
müde bin, müde bin,
wenn ich richtig müde bin, leg ich mich hin.
(Die Kinder legen eine Hand auf den Kopf und schließen die Augen.)

Wenn ich richtig neugierig bin,
neugierig bin, neugierig bin,
wenn ich richtig neugierig bin,
schau ich einfach hin.
(Die Kinder formen die Finger wie eine Brille und halten sie vor die Augen.)

Wenn ich echt beleidigt bin,
beleidigt bin, beleidigt bin,
wenn ich echt beleidigt bin,
geh ich nicht mehr hin.
(Die Kinder winken mit den Händen ab.)

Die Kinder dürfen selbst neue Textstrophen erfinden, was ihnen unheimlich Spaß macht und sie wieder einmal zur Kreativität anregt.

4.3 Berührungen

**Der Unterschied zwischen angenehmen und unangenehmen bzw. „komischen" Berührungen wird den Kindern klar gemacht.
Der Schwerpunkt der Präventionsarbeit liegt in erster Linie bei den angenehmen, den positiven Gefühlen. Ein Kind soll begreifen, dass Körperkontakt sehr wichtig ist, und es soll mit Hilfe von spielerischen Aktivitäten positive Erfahrungen mit liebevoller Körpernähe machen.
Ein Kind lernt dadurch Geborgenheit kennen und lernt auch über seine Gefühle zu sprechen.
Ein Kind erkennt sofort eine „komische" Berührung und soll bestärkt werden, seinen eigenen Gefühlen zu vertrauen und solche Berührungen energisch abzuwehren.**

Lokomotive

Ziel: Ein Kind führt ein anderes vorsichtig durch den Raum.
Alter: ab 4 Jahren
Zeit: ca. 10 Minuten

Ein Kind hält sich bei seinem Partner an den Schultern fest und lässt sich von „seiner Lokomotive" vorsichtig durch den Raum führen.
Schwieriger wird es, wenn das Kind die Augen schließt.

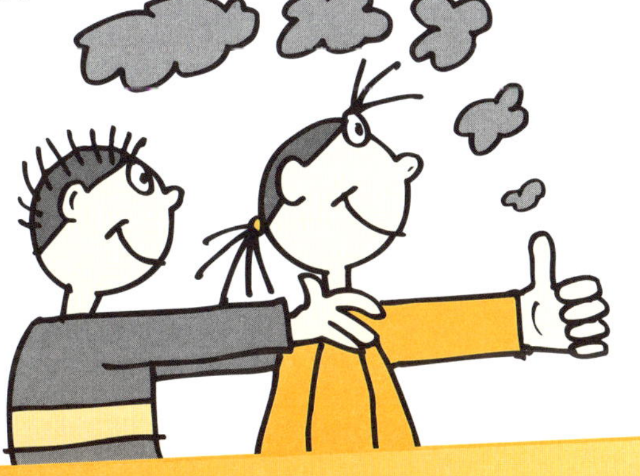

Personen raten

Ziel: Berührung durch ein Tuch und Erkennen der Person, die sich darunter befindet
Alter: ab 4 Jahren
Zeit: ca. 10 Minuten
Material: großes Tuch

Drei Kinder schlüpfen unter ein Tuch, drei andere sollen nur durch zartes Betasten erraten, wer es ist, den sie anfassen.

Schaukel

Ziel: Schaukelbewegung auf den Armen von zwei anderen Kindern
Alter: ab 4 Jahren
Zeit: ca. 10 Minuten

Zwei Kinder stehen einander gegenüber und fassen sich an den Händen. Ein drittes Kind setzt sich vorsichtig auf deren Arme und wird langsam geschaukelt.

Begrüßen

Ziel: Berührung der Hände auf ein Signal
Alter: ab 4 Jahren
Zeit: ca. 5 Minuten

Die Kinder gehen durch den Raum und auf ein Signal sollen sie so viele Kinder wie nur möglich begrüßen, indem sie ihnen die Hand geben und einen Gruß dazu sagen. Musikbegleitung wirkt sehr auflockernd.

4.3 Berührungen

Immer zwei (drei, vier, fünf)

Ziel: Kinder sollen sich auf ein Signal in Gruppen zusammenfinden und an den Händen anfassen.
Alter: ab 4 Jahren
Zeit: ca. 10 Minuten

Eine Zahl von 2 bis 5 wird gerufen und so viele Kinder müssen sich in Gruppen zusammenfinden und an den Händen anfassen.

Ich vertraue dir

Ziel: Partnerübungen, bei denen es auf das gegenseitige Vertrauen ankommt
Alter: ab 4 Jahren
Zeit: jeweils ca. 5 Minuten
Material: pro Paar eine Decke oder ein Leintuch

- Ein Kind wird von seinem/seiner PartnerIn in eine Decke/einLeintuch eingewickelt und dann wieder mit großer Behutsamkeit ausgerollt.
- Ein Kind setzt sich auf eine Decke/ein Leintuch und wird vorsichtig von einem anderen Kind mit der Decke/dem Leintuch durch den Raum gezogen.
- Ein Kind legt sich in eine Decke/ein Leintuch und zwei andere Kinder heben es behutsam etwas hoch und legen es dann wieder sanft auf den Boden.

Rühr mich nicht an!

Gedicht
Alter: ca. ab 10 Jahren

Rühr mich nicht an,
lass mich in Ruh,
ich will deine Anwesenheit nicht,
hör mir doch zu!

Ich ertrage deine Nähe nicht,
du musst das doch verstehn,
ich mag das wirklich nicht,
kannst du nicht endlich gehn.

Halte Abstand zu mir,
Distanz brauche ich,
komm nicht zu nahe mir,
es ist so störend für mich.

Rühr mich nicht an,
lass mich in Ruh,
ich will deine Anwesenheit nicht,
hör mir doch zu!

Kinderrolle

Ziel: Über andere Kinder vorsichtig rollen
Alter: ab 4 Jahren
Zeit: ca. 15 Minuten

Alle SpielteilnehmerInnen legen sich auf den Bauch nebeneinander. Das erste Kind beginnt nun vorsichtig über alle anderen zu rollen, bis es sich am Ende der Reihe wieder auf den Bauch neben das letzte Kind legt.

Guten Tag, Herr Fuß!

Ziel: Berührung mit einem anderen Kind nur mit den Füßen
Alter: ab 7 Jahren
Zeit: ca. 15 Minuten

Die Kinder suchen sich einen Partner und legen sich so auf den Boden, dass sie einander mit den Füßen berühren. Die beiden Partner sollen nichts miteinander sprechen.

SpielleiterIn:
- Eure Füße begrüßen sich.
- Eure Füße gehen ganz langsam und gemächlich.
- Eure Füße gehen etwas schneller.
- Eure Füße springen fröhlich umher.
- Eure Füße stampfen zornig.
- Eure Füße schleichen gelangweilt.
- Eure Füße gehen mit winzigen Zwergenschritten.
- Eure Füße gehen mit Riesenschritten.
- Eure Füße watscheln lustig wie eine Ente.
- Eure Füße bewegen sich müde und schlaftrunken.
- Eure Füße verabschieden sich jetzt.

Gemeinsame Aussprache:
Was gefiel mir besonders gut?
Konnte ich mit meinem Partner gut zusammenspielen?
Welche Übungen fielen uns leicht?
Welche Übungen waren schwierig für meinen Partner und mich?

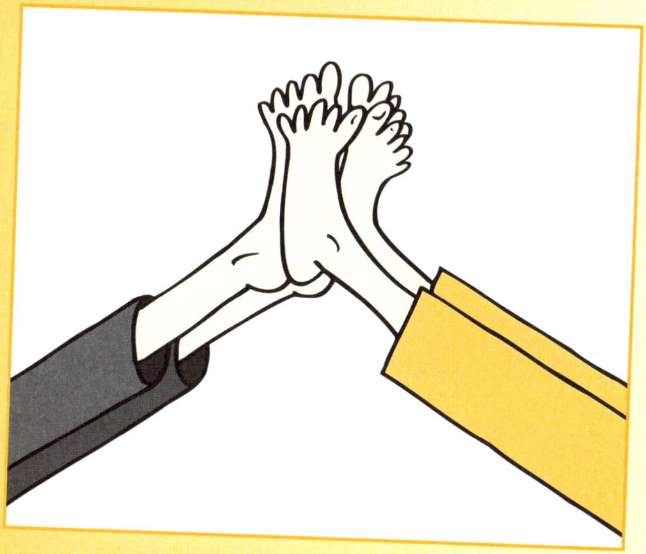

Körperzonen

Ziel: Die Kinder sollen sich bewusst werden, welche Körperzonen von welchen Personen berührt werden dürfen.
Alter: ab 8 Jahren
Zeit: ca. 10 Minuten
Material: Arbeitsblätter 9–12 im Anhang, Farbstifte

Die Kinder erhalten zwei Arbeitsblätter, auf denen ein Mädchen- bzw. ein Jungenkörper aufgezeichnet ist. Nun sollen mit verschiedenen Farben jene Bereiche gekennzeichnet werden, die von anderen berührt werden dürfen:
- von Fremden – mit schwarzer Farbe anmalen,
- von Bekannten – mit grüner Farbe anmalen,
- von Freunden – mit roter Farbe anmalen,
- ausschließlich von mir – mit oranger Farbe anmalen.

Gemeinsame Aussprache:
Was war bei dieser Aufgabe einfach für mich?
Welche Entscheidung fiel mir besonders schwer?

Der Tausendfüßler

Ziel: Singen und gemeinsame Bewegung durch Anhängen an das vordere Kind
Alter: ab 4 Jahren
Zeit. ca. 10 Minuten

Die Kinder stellen sich hintereinander auf und halten sich an der Schulter des Vordermannes fest.

Tiggi-ti-tagg der Tausendfüßler wickelt, wackelt gradeaus, bei jedem Schritt wackeln 1000 Füße mit und so kommt er bald zum Tausendfüßlerhaus!

(Die Kinder wackeln gemeinsam einmal nach rechts und einmal nach links und bewegen sich dabei vorwärts.)

Tiggedi-taggi-tiggi-daggi dum-dum-dum, tiggedi-taggi-tiggi-daggi dum-dum-dum, tiggedi-taggi-tiggi-daggi dum-dum-dum und jetzt klopft er an.

(Die Kinder klopfen dreimal auf den Rücken des Vordermannes.)

Aua, hier ist die Tür verschlossen und kein Platz zum Drehn und Stehn, welch ein Entschluss, unser Tausendfüßler muss nun mit allen 1000 Füßen rückwärts gehn.

(Die Kinder gehen alle vorsichtig rückwärts.)

Tiggedi-taggi-tiggi-daggi dum-dum-dum, tiggedi-taggi-tiggi-daggi dum-dum-dum, tiggedi-taggi-tiggi-daggi dum-dum-dum und jetzt fällt er um!

(Die Kinder fallen der Reihe nach um.)

Aus: Gerda Bächli: Der Tausendfüßler. Musikverlag zum Pelikan. Hug & Co. Musikverlage, Zürich.

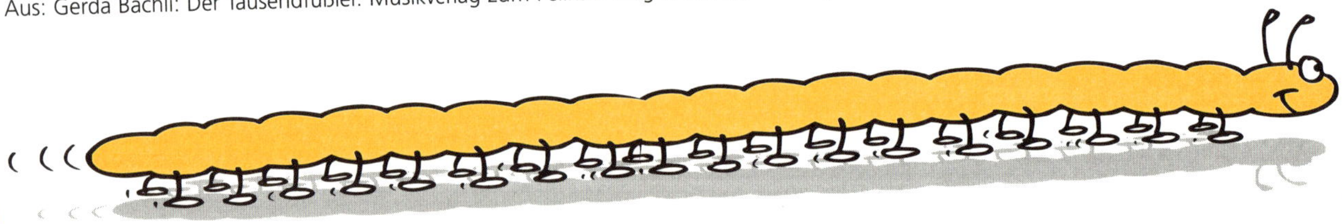

Gerda Bächli:
Der Tausendfüßler.
Musikverlag zum Pelikan. Hug & Co. Musikverlage, Zürich.

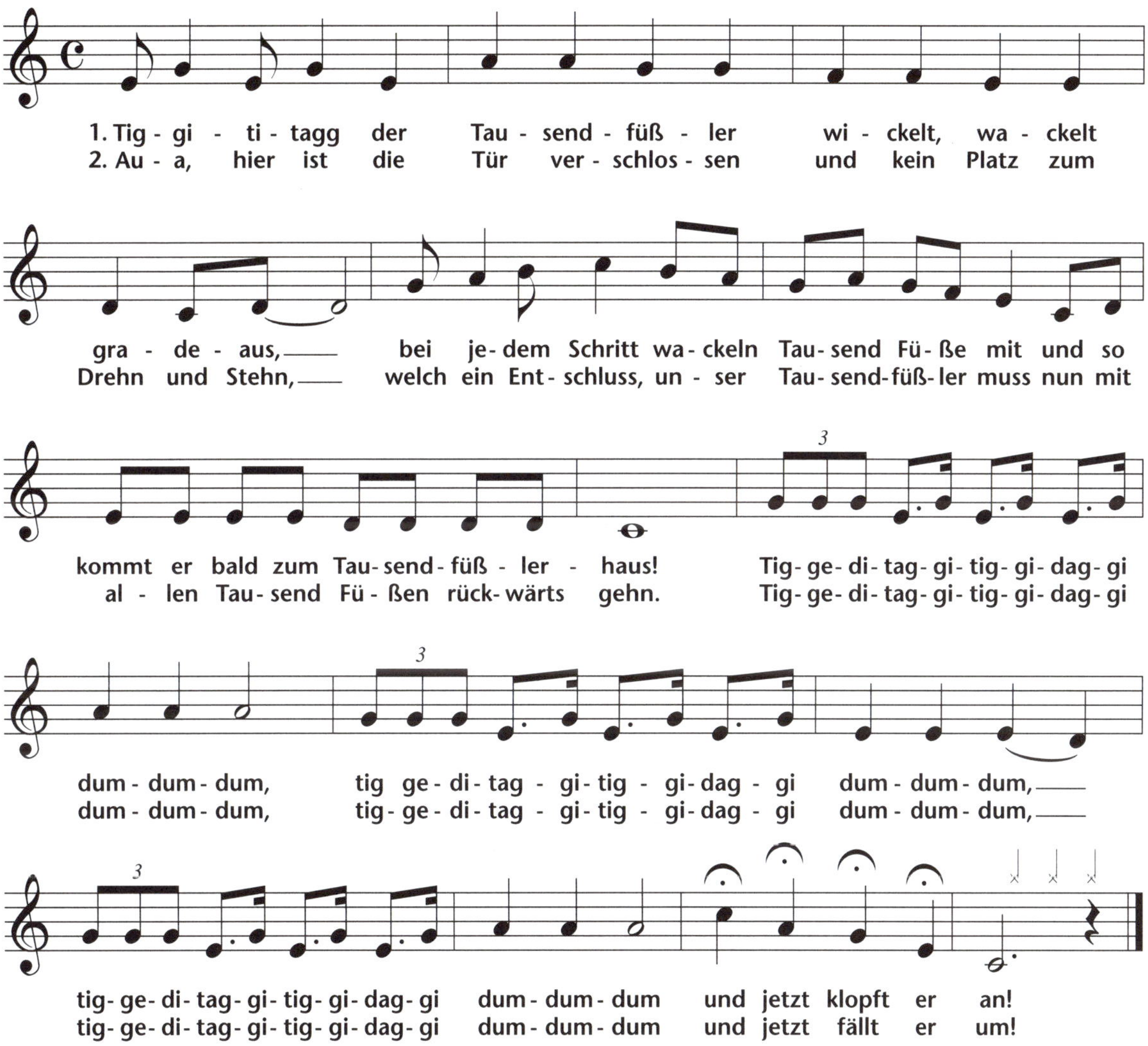

Du darfst – du darfst nicht!

Ziel: Angenehme und unangenehme Berührungen unterscheiden können
Alter: ab 8 Jahren
Zeit: ca. 10 Minuten
Material: Arbeitsblatt 13 im Anhang

Die Kinder sollen auf dem Arbeitsblatt eintragen, ob ihnen eine Berührung angenehm oder unangenehm ist und welche Person diese Berührung durchführen darf und welche nicht.

Gemeinsame Aussprache:
Woran erkenne ich, dass eine Berührung angenehm oder unangenehm („komisch") ist?
Was kann ich tun, wenn mich eine Berührung stört?
Welche Gründe habe ich, dass eine bestimmte Person etwas tun darf, was eine andere nicht darf?

Erfahrung:
Wichtig ist, dass nicht die missbrauchende Berührung im Vordergrund steht, sondern dass angenehme und unangenehme Berührungen einander gegenübergestellt werden.

Begrüßungstanz

Ziel: Möglichst viele Spielteilnehmer durch Berührungen begrüßen
Alter: ab 6 Jahren
Zeit: ca. 10 Minuten
Material: Kassettenrekorder oder CD-Player

Alle tanzen zur Musik frei durch den Raum. Der/Die SpielleiterIn sagt, jeder solle möglichst vielen SpielteilnehmerInnen die Hand geben, auf die Schulter klopfen, sie mit der Hüfte berühren, mit dem Rücken berühren, mit der Schulter berühren usw.

Der taubstumme Augustin

Ziel: Berührungen ohne Worte erkennen und darauf reagieren
Alter: ab 8 Jahren
Zeit: ca. 15 Minuten

Die Kinder bilden einen Kreis. Ein Kind meldet sich freiwillig als taubstummer Augustin und kommt in die Kreismitte.
Nun kann jeweils ein Kind aus dem Kreis auf Augustin zugehen und ihm, ohne dabei zu sprechen, die Hand geben, ihn umarmen, ihm einen sanften Stoß geben, ihn streicheln, ihm auf die Schulter klopfen, ihn kitzeln, ihm eine Fratze zeigen, ihm zuzwinkern usw. Natürlich darf man ihm nicht weh tun.
Wenn Augustin die rechte Hand hebt, dann ist Schluss und er kann selbst auf alles reagieren, was ihm ohne Worte gesagt wurde.
Er kann Zustimmung, Ablehnung, Vergnügen, Ärger, Neugier oder Langeweile ausdrücken, ohne dabei zu sprechen.

Gemeinsame Aussprache:
Wollte ich gerne der taubstumme Augustin sein und warum?
Konnte ich als Augustin Ablehnung gut ertragen?
Konnte ich auf die Kinder so reagieren, dass ich mich nachher wieder wohl fühlte?
Würde ich mich wieder als Augustin melden?
War es für mich als Kind im Kreis angenehm, auf den Augustin zuzugehen und ihm etwas ohne Worte zu vermitteln?

Schubkarrentransport

Ziel: Gemeinsam mit einem Partner eine Schubkarre bilden und ein drittes Kind ladet ein Kuscheltier auf.
Alter: ab 4 Jahren
Zeit: ca. 10 Minuten
Material: Kuscheltier

Die Kinder stellen sich zu dritt zusammen. Das erste Kind stützt die Hände auf den Boden und wird vom zweiten Kind an den Unterschenkeln hochgehoben und festgehalten. Das dritte Kind setzt ein Kuscheltier auf den Rücken des Schubkarrens und hebt es auch nach einem eventuellen Sturz wieder auf. Alle Schubkarren bewegen sich auf ein Startzeichen in Richtung Ziel vorwärts. Anschließend erfolgt ein Wechsel.

Kitzellied

Lied nach der Melodie „Wer will fleißige Handwerker sehn …"
Ziel: Kinder brauchen Körperkontakt und Zärtlichkeit. Durch diese spielerischen Aktivitäten können sie positive Erfahrungen mit angenehmer Körpernähe machen.
Alter: ca. ab 5 Jahren
Zeit: ca. 10 Minuten

Je zwei Kinder stehen einander gegenüber und kitzeln den Partner dem Liedtext entsprechend am Ohr, am Kopf, an einer Zehe, am Fuß, am Knie. Die Kinder dürfen auch selbst einen passenden Text erfinden und vorsingen.

Kitzle ich dich an deinem Ohr,
wirst du lachen wie nie zuvor,
ich kitzle dich, das trau ich mich,
und du wirst lachen, sicherlich.

Kitzle ich dich auf deinem Kopf,
wirst du lachen bis zum Schopf,
ich kitzle dich, das trau ich mich,
und du wirst lachen, sicherlich.

Kitzle ich dich an deiner Zeh,
wirst du lachen, was ich versteh,
ich kitzle dich, das trau ich mich,
und du wirst lachen, sicherlich.

Kitzle ich dich an deinem Fuß,
wirst du lachen mit Genuss,
ich kitzle dich, das trau ich mich,
und du wirst lachen, sicherlich.

Kitzle ich dich an deinem Knie,
wirst du lachen, wie noch nie,
ich kitzle dich, das trau ich mich,
und du wirst lachen, sicherlich.

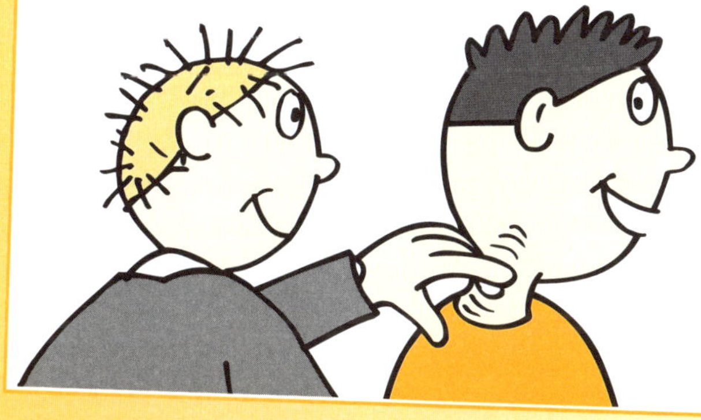

4.4 Nein sagen

Normalerweise soll ein Kind den Erwachsenen gehorchen und nun soll es „Nein!“ sagen dürfen, wenn ihm etwas missfällt. So schwierig es manchem Erwachsenen erscheinen mag, so wichtig ist es, einem Kind die Erlaubnis zum „Neinsagen“ zu geben.
Es sollte in Alltagssituationen die Möglichkeit zum „Neinsagen“ haben und in seinem Widerstand bestärkt werden.
Es genügt nicht, einem Kind rein theoretisch zu erklären, dass es „Nein!“ sagen darf, wenn es etwas nicht will. „Neinsagen“ muss trainiert werden, laut und energisch ausgesprochen, vom Kind selbst gehört und von anderen akzeptiert werden.
In den folgenden Spielen merkt ein Kind, wie unterschiedlich die Wirkung eines „Nein!“ sein kann und wie wichtig es ist, mit einem selbstbewussten und energischen „Nein!“ aufzutreten.

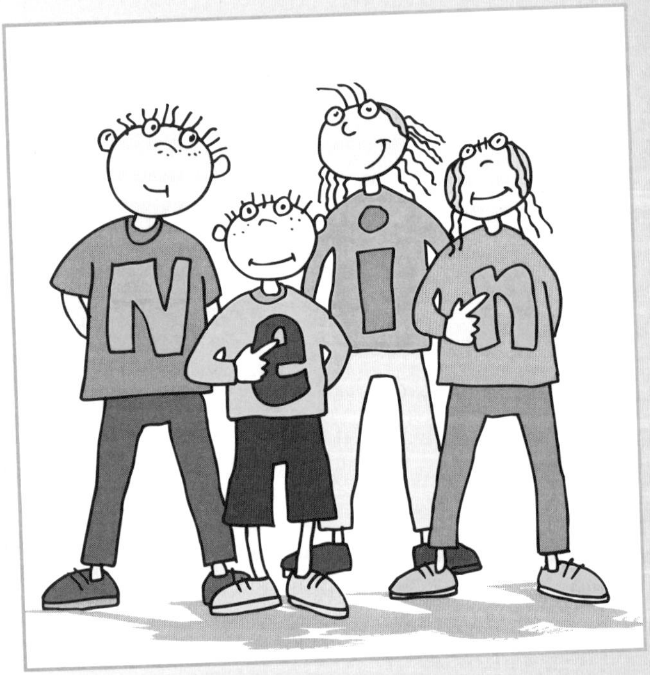

Ich sag einfach: „Nein!“

Gedicht
Alter: ab ca. 7 Jahren

Wenn mir etwas nicht gefällt,
sag ich einfach: „Nein!“,
wenn mir etwas nicht passt,
sag ich einfach: „Nein!“,
wenn ich etwas nicht will,
sag ich einfach: „Nein!“,
wenn ich etwas nicht mag,
fällt mir nur das eine ein,
ich sag einfach: „Nein!“

Lustiges Fragespiel

Ziel: Lustige Fragen beantworten
Alter: ab 5 Jahren
Zeit: ca. 10 Minuten

Der/Die SpielleiterIn stellt lustige Fragen, wie z. B.: „Wollt ihr gerne Würstel mit Ananas essen?“ oder „Wollt ihr mit Schuhcreme Zähne putzen?“ Die Kinder rufen so laut sie können im Chor: „Nein!“

Nein!

Gedicht
Alter: ab ca. 7 Jahren

Mir geht es gut,
ich habe Mut,
ich sage nur: „Nein!“,
das wird für mich das Beste sein.

Kasperltheater

Ziel: Pezi kann nicht „Nein sagen" und wird von Kasperl geheilt.
Alter: ab 4 Jahren
Zeit: ca. 20 Minuten
Material: Kasperltheaterbühne, Handpuppen: Kasperl, Pezi, Krokodil, König, Großmutter, Prinzessin

Kasperl heilt Pezi, den kleinen Bären, der nicht „Nein" sagen konnte und dadurch in größte Not gerät, weil er dem Krokodil eine Medizin gegen Bauchweh versprochen hat und jetzt diese Medizin nicht kaufen kann, weil er eigentlich kein Geld dafür hat. Und außerdem hat er dem König versprochen, ihm bei der Suche nach seiner verlorenen Krone zu helfen, und eigentlich hat er überhaupt keine Zeit dafür.
Und dann hat er der Großmutter zugesagt beim Kuchenbacken zu helfen und dafür hat er eigentlich auch keine Zeit. Und zu alledem hat er der Prinzessin versprochen, mit ihr den ganzen Nachmittag Ball zu spielen, damit sie nicht so traurig ist. Pezi ist verzweifelt, so viele Versprechungen kann er einfach nicht einhalten und alle erwarten so viel von ihm. Kasperl hilft ihm, indem er ihm lernt „Nein!" zu sagen.
Die Kinder unterstützen Pezi beim „Neinsagen" und sprechen laut im Chor mit. Pezi muss zu jeder einzelnen Person, der er etwas versprochen hat, „Nein!" sagen.

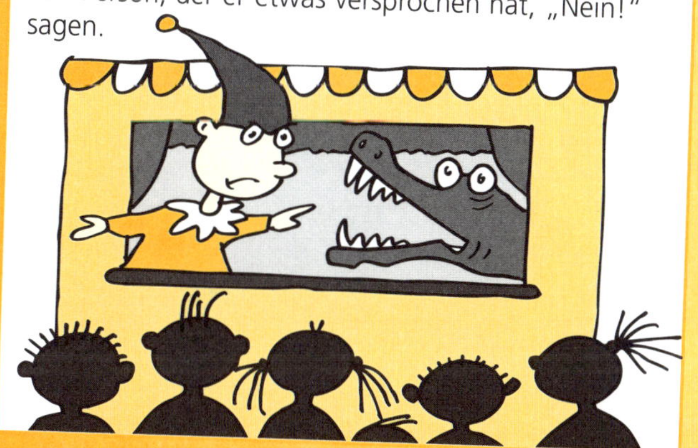

Was willst du?

Ziel: Entscheidungen treffen, auf Fragen mit „Ja" oder „Nein" antworten
Alter: ab 5 Jahren
Zeit: ca. 10 Minuten

Die Kinder bilden einen Kreis. Ein Kind meldet sich freiwillig und geht im Kreis von einem Kind zum nächsten und fragt z. B. „Willst du singen?" oder „Willst du tanzen?" oder „Willst du zeichnen?" Bekommt es zur Antwort „Nein!", so geht es zum nächsten Kind weiter und stellt eine andere Frage. Sagt ein Kind „Ja!", so kommt nun dieses Kind in die Kreismitte und führt Entsprechendes vor, was es bejaht hat. Es darf dann die nächsten Fragen stellen.

Sei kein Frosch!

Ziel: Überzeugend „Nein sagen" können
Alter: ab 5 Jahren
Zeit: ca. 15 Minuten

Die Kinder sitzen im Kreis und spielen die Frösche. In der Kreismitte steht ein Kind und spielt die Schlange. Sie will einen Frosch fressen und fragt verschiedene Kinder: „Bist du ein Frosch?" Wenn ein Kind mit einem ernsten und überzeugten Gesicht sagt: „Nein, lass mich in Ruh!", so geht die Schlange zu einem anderen Kind. Bemerkt die Schlange jedoch ein Grinsen oder Lachen beim Frosch, so ruft sie: „Raus bist du!", und in diesem Moment muss der Frosch um sein Leben laufen (eine Runde außerhalb des Kreises). Fängt ihn die Schlange nicht, so kann er sich nach einer Runde wieder auf seinen Platz retten. Fängt ihn die Schlange, so geht sie zu den Fröschen und er verwandelt sich selbst in eine Schlange und geht in die Kreismitte.
Das Spiel beginnt von vorne.

Das Äffchen im Zoo

Ziel: In diesem Spiel lernen die Kinder auf die Grenzen anderer zu achten und lernen Möglichkeiten kennen, wie sie von anderen respektiert werden.
Alter: ab 8 Jahren
Zeit: ca. 15 Minuten

Die Kinder sitzen im Kreis. Ein Kind meldet sich freiwillig als Äffchen und geht in die Kreismitte.
Der Reihe nach stellen die Kinder im Kreis eine Forderung (z. B. „Lern mir klettern!" oder „Schenk mir eine Banane!").
Während das Kind die Forderung immer wieder wiederholt, bewegt es sich auf das Äffchen in der Kreismitte zu.
Das Äffchen lehnt die Forderung mit einem klaren und deutlichen „Nein!" ab.
Das fordernde Kind muss dann stehen bleiben, sobald es das Gefühl hat, dass dieses „Nein!" unwiderruflich ist und die Wiederholung der Forderung keinen Sinn mehr hat.
Am Ende des Spiels werden die Kinder im Kreis unterschiedlich weit entfernt vom Äffchen stehen.

Gemeinsame Aussprache:
Wie fühlt man sich selbst beim „Neinsagen"?
Wie fühlt man sich, wenn man eine Absage erhält?
Welche Arten von „Neinsagen" gibt es?

Wichtig:
Es soll jedes Kind freiwillig in die Kreismitte gehen. Dennoch kann es vorkommen, dass ein Abgrenzungsversuch als „ungenügend" oder als „misslungen" empfunden wurde. In einem solchen Fall kann es dem Kind helfen, seinen „unsichtbaren Schutzmantel" wieder anzuziehen, der durch das Spiel bis auf den Boden heruntergerutscht ist. Gemeinsam wird der imaginäre Schutzmantel wieder hochgezogen und das betroffene Kind eingehüllt, wobei es aber nicht wirklich berührt werden darf.

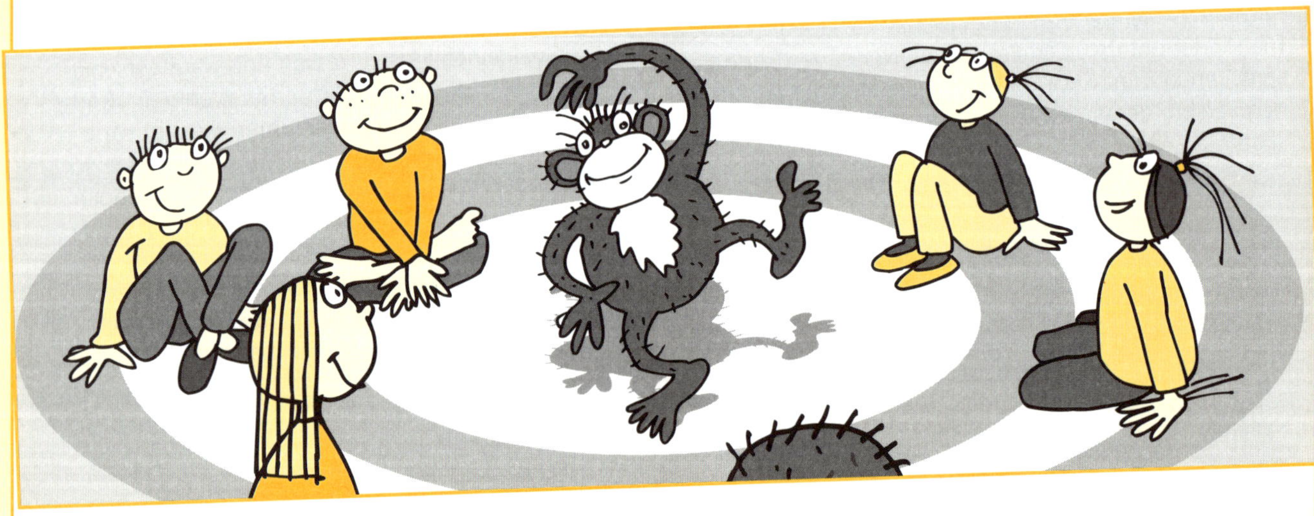

Das Nilpferd und die Wasserflöhe

Ziel: Die Kinder müssen sich rechtzeitig und deutlich mit einem lauten „Nein!“ wehren.
Alter: ab 7 Jahren
Zeit: ca. 15 Minuten
Material: Schleifen zum Umhängen

Die Kinder laufen bzw. hüpfen wie Wasserflöhe im Raum umher und müssen darauf achten, nicht vom Nilpferd gefangen zu werden. Jedes Mal, wenn das Nilpferd in ihre Nähe kommt, können sich die Wasserflöhe mit einem lauten „Nein!“ retten. Vergisst ein Kind „Nein!“ zu rufen, so wird es vom Nilpferd gefangen und holt sich vom/von der SpielleiterIn eine Schleife zur Markierung. Jetzt wird dieser Wasserfloh selbst zu einem Nilpferd und darf die anderen Wasserflöhe fangen.

Gemeinsame Aussprache:
Was hat mir Spaß gemacht?
Was hat mich gestört oder geärgert?
Welche Rolle hat mir besser gefallen, die vom Nilpferd oder vom Wasserfloh?
Habe ich mich als Nilpferd gemeldet?
Hat mir das „Neinrufen“ Spaß gemacht?
Rufe ich in meinem Alltag auch öfter ein lautes „Nein“?

Wichtig:
Die Kinder werden in diesem Spiel ermutigt sich laut und deutlich abzugrenzen. Sie dürfen sich mit einem klaren und deutlichen „Nein“ wehren, was für manche Kinder eine für sie absolut neue Erfahrung bedeutet.

Wer hat Mut?

Gedicht
Alter: ca. ab 10 Jahren

Ich habe Mut
„NEIN“ zu sagen,
ich habe Mut
mich an meine Grenzen zu wagen,
ich habe Mut
gegen den Strom zu schwimmen,
ich habe Mut
alles zu verlieren oder zu gewinnen,
ich habe Mut
auf meine Wünsche zu achten,
ich habe Mut
Unrecht zu verachten,
ich habe Mut
Fehler zu begehen,
ich habe Mut
zu mir selbst zu stehen,
ich habe Mut
in mich hinein zu horchen,
ich habe Mut
anderen nicht zu gehorchen,
ich habe Mut
mich vorwärts zu wagen,
ich habe Mut
ein lautes „NEIN“ zu sagen.

4.4 Nein sagen

Was sagst du einem Krokodil?

Ziel: Die Kinder lernen, sich klar und deutlich zu artikulieren, und können die verschiedenen Wirkungen des Neinsagens gemeinsam ausprobieren. In der Gruppe ist es leichter, mit seiner Stimme zu experimentieren.
Sie lernen auch, dass ein „Nein" sie nicht immer vor Gefahren schützen kann.
Alter: ab 7 Jahren
Zeit: ca. 15 Minuten

Ein Fänger, das Krokodil, meldet sich freiwillig und stellt sich an eine Breitseite des Turnsaals. Die übrigen Kinder stehen an der gegenüberliegenden Seite. Das Krokodil fragt: „Was sagst du einem Krokodil?" Die Kinder rufen gemeinsam so laut sie können: „Ich sage ‚Nein' so laut ich will!" Das Krokodil antwortet: „Und wenn es das nicht hört?"
Alle Kinder rufen gemeinsam in voller Lautstärke: „Dann ist es bei mir verkehrt!"
Sobald sie diesen Satz beendet haben, beginnen sie zu laufen und achten darauf, auf dem Weg zum anderen Saalende nicht vom Krokodil gefangen zu werden, wobei es nur erlaubt ist, in eine Richtung zu laufen. Wer vom Krokodil gefangen wurde, wird selbst zu einem Krokodil und hilft ihm Kinder zu fangen.

Gemeinsame Aussprache:
Was hat mir besonders gefallen?
Was hat mich gestört oder geärgert?
Habe ich mich freiwillig als Krokodil gemeldet?
Habe ich durch dieses Spiel Lust bekommen, öfter auszuprobieren, wie ein „Nein" von mir klingen könnte?

Ich sage: „Nein!"

Lied zur Melodie „Jingle bells"
Alter: ca. ab 10 Jahren

Nein, nein, nein, nein, nein, nein,
du, ich sage nein,
lass mich doch in Frieden hier,
ich fürchte mich vor dir.

Nein, nein, nein, nein, nein, nein,
du, ich sage nein,
ich will das nicht, ich mag das nicht,
bitte lass das sein.

Nein, nein, nein, nein, nein, nein,
du, ich sage nein,
immer diese Küsserein,
lass das endlich sein.

Nein, nein, nein, nein, nein, nein,
du, ich sage nein,
ich möchte mich von dir befrein,
du ich möcht alleine sein.

Nein, nein, nein, nein, nein, nein,
du, ich sage nein,
ich mag dich nicht, lass mich in Ruh,
ich sage einfach nein.

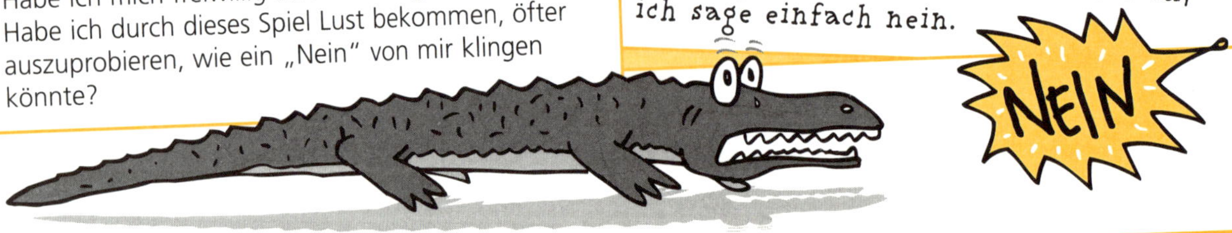

Nein, das mag ich nicht!

Gedicht
Alter: ca. ab 8 Jahren

Nein, das mag ich nicht,
wenn du mich fest in deinen Händen hältst.
Nein, das mag ich nicht,
wenn du mir von bösen Geistern erzählst.
Nein, das mag ich nicht,
wenn du mir so nahe bist.
Nein, das mag ich nicht,
wenn du mich auf die Lippen küsst.
Nein, das mag ich nicht,
wenn du mir keine Ruhe lässt.
Nein, das mag ich nicht,
wenn du mich mit deiner Grenzenlosigkeit quälst.

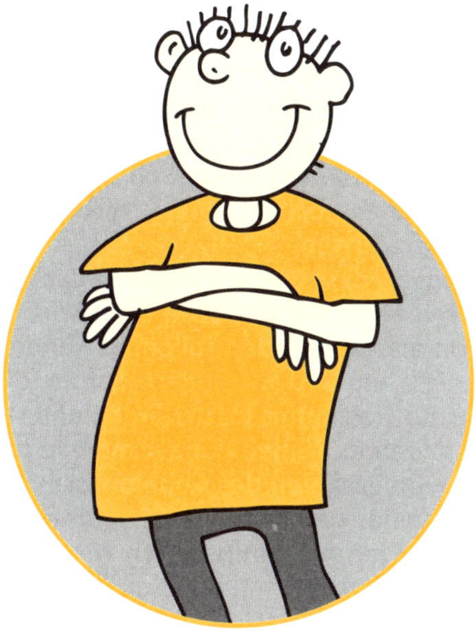

Die Glücksfee

Ziel: Wünsche dürfen geäußert werden und werden erfüllt oder abgelehnt.
Alter: ab 7 Jahren
Zeit: ca. 15 Minuten

SpielleiterIn: Heute kommt zu vielen von euch die Glücksfee und schenkt euch drei Wünsche. Überlegt euch zunächst einmal drei Wünsche (z. B. „Ich wünsche mir ein Glas Wasser!" oder „Ich wünsche mir für eine Stunde den tollen Stift von dir!" usw.). Nun meldet sich ein Kind freiwillig als Glücksfee und bestimmt, wer seine Wünsche äußern darf.
Das auserwählte Kind soll seine drei Wünsche aussprechen. Es soll dann eine klare Antwort bekommen, entweder „Nein!" oder „Ja!" Bei einem „Ja!" soll der Wunsch, wenn möglich, gleich erfüllt werden.
Die Glücksfee bestimmt möglichst viele Kinder, die dann ihre Wünsche äußern dürfen.

Gemeinsame Aussprache:
Was habe ich bei diesem Spiel riskiert?
Was war für mich besonders schwierig?
Wurden wichtige bzw. unwichtige Forderungen gestellt?
War es schwer eine Ablehnung zu ertragen?
Habe ich als Glücksfee „Nein" sagen können?
Habe ich mich als Glücksfee gegen das Neinsagen gewehrt?
Kann ich auch sonst gut „Nein" sagen oder habe ich da Probleme?

4.5 Geheimnisse

Jedes Kind kennt gute Geheimnisse, sie bringen Freude und Spannung (z. B. Geburtstagsgeschenke, Überraschungen).
Schlechte Geheimnisse hingegen verursachen z. B. häufig Magenschmerzen oder nervöse Angstzustände. Oft kommt zu solchen schlechten Gefühlen noch der Druck, nichts weitererzählen zu dürfen.
Wichtig ist, dass Kindern deutlich gemacht wird, dass schlechte Geheimnisse einer Vertrauensperson erzählt werden sollen. Es handelt sich hier nicht um Verrat, sondern darum, dieses schlechte Geheimnis loszuwerden und sich somit auch besser zu fühlen. Kinder müssen begreifen, dass beim Erzählen des Geheimnisses nichts Bedrohliches geschehen wird. Kleine Gedichte im folgenden Abschnitt helfen zur Vertiefung dieser Gedanken.

Flaschendrehen

Ziel: Geheimnisvolle Fragen stellen, die nie wirklich beantwortet werden
Alter: ab 5 Jahren
Zeit: ca.10 Minuten
Material: eine leere Flasche

Die Kinder sitzen im Kreis. Eine Frage wird gestellt (z. B.: „Wer hat sich heute die Hände nicht gewaschen?") und die auf dem Boden liegende Flasche wird gedreht. Das Kind, auf das die Flasche hinweist, stellt die nächste Frage.

Trara, trara, die Post ist da!

Ziel: Durch gezieltes Fragen herausfinden, was sich in einem Packerl befindet
Alter: ab 6 Jahren
Zeit: ca. 10 Minuten
Material: 3 Packerln

Drei Kinder melden sich freiwillig als Briefträger. Sie bringen ein Packerl und singen: „Trara, trara, die Post ist da!" Jeder Briefträger bekommt vom/von der SpielleiterIn leise ins Ohr geflüstert, was in seinem Packerl drinnen ist. Die anderen Kinder sollen nun durch gezielte Fragen herausfinden, was sich in jedem Packerl befindet. Man kann den Inhalt des Packerls nur „gedanklich" füllen oder bei den Kleineren gibt man wirklich einen Gegenstand hinein.

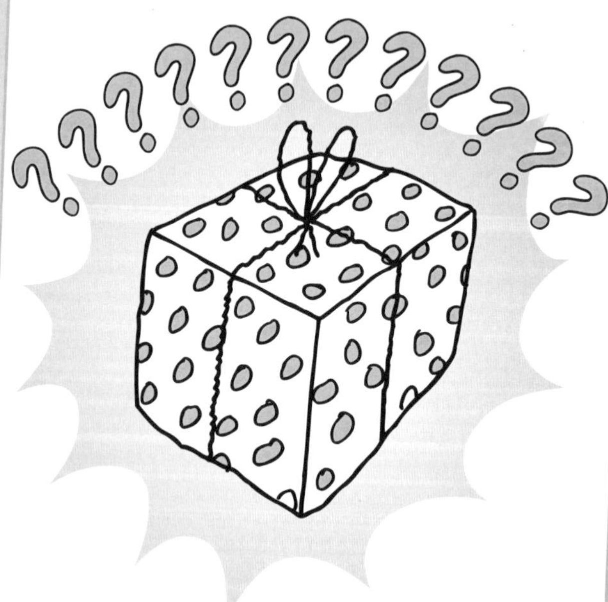

Wer bist du?

Ziel: Ein Kind, das sich versteckt hat, muss beim Namen erraten und in seinem Versteck gefunden werden.
Alter: ab 4 Jahren
Zeit: ca. 10 Minuten

Ein Kind meldet sich freiwillig und geht aus dem Raum. Ein anderes Kind meldet sich und versteckt sich. Nun wird das andere Kind wieder in den Raum geholt und es soll herausfinden, welches Kind fehlt und wo sich dieses Kind versteckt hält.

Ich bin dein Schatten

Ziel: Einem Kind folgen wie sein eigener Schatten
Alter: ab 5 Jahren
Zeit: ca. 10 Minuten

Die Kinder finden sich jeweils zu Paaren zusammen. Nun folgt immer ein Kind seinem Partner wie ein Schatten.

Schatzsuche

Ziel: Die Kinder müssen geheimnisvolle Rätsel auflösen, um den Weg zum Schatz zu finden.
Alter: ab 4 Jahren
Zeit: ca. 15 Minuten

Der/Die SpielleiterIn gibt den Weg zum Schatz mit Hilfe von geheimnisvollen Rätseln vor. Die Kinder sollen die Rätsel lösen und finden somit den Weg zum Schatz.

Mein kleines Geheimnis

Ziel: Einem anderen Kind ein (lustiges) Geheimnis ins Ohr flüstern und es muss das, was es verstanden hat, weiterflüstern.
Alter: ab 4 Jahren
Zeit: ca. 10 Minuten

Die Kinder sitzen im Kreis. Ein Kind denkt sich „sein kleines Geheimnis“ (eventuell etwas Lustiges) aus und flüstert es seinem Nachbarn ins Ohr.
Dieser flüstert das, was er verstanden hat, weiter und so weiter. Am Schluss der Runde kommen lustige Wortkreationen heraus (das letzte Kind in der Runde darf sein verstandenes Wort laut sagen) und man darf das erste Kind fragen, was es anfänglich geflüstert hat.

Gib Acht und schau genau!

Ziel: Eine Kleinigkeit an der Bekleidung eines Kindes wird heimlich verändert und muss erraten werden.
Alter: ab 4 Jahren
Zeit: ca. 10 Minuten

Zwei Kinder melden sich freiwillig und stellen sich gegenüber auf. Das ratende Kind darf zunächst die Bekleidung seines Gegenübers genau betrachten. Dann geht es aus dem Raum, während das andere Kind eine Kleinigkeit an seiner Kleidung ändert. Das Kind wird wieder hereingeholt und soll nun erraten, was verändert wurde.

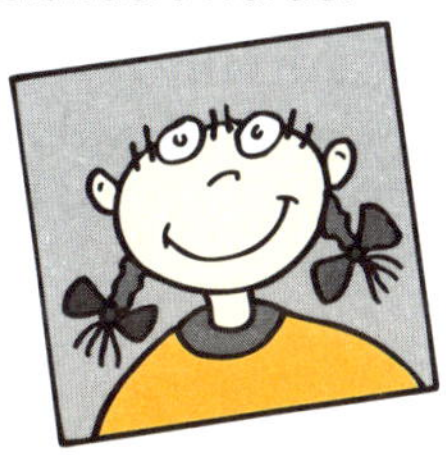

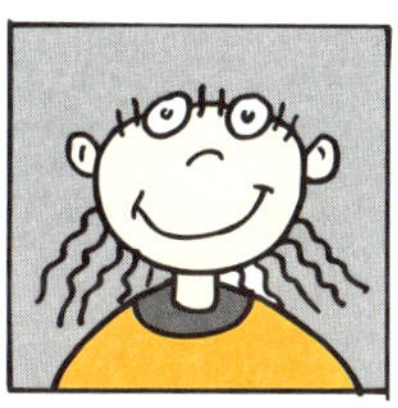

Was ist das?

Ziel: Eine Handlung durch Pantomime erraten
Alter: ab 8 Jahren
Zeit: ca. 10 Minuten

Alle Kinder sitzen im Kreis und denken sich eine Handlung (z. B. Zähne putzen, sich frisieren usw.) aus. Ein Kind meldet sich freiwillig und geht in die Kreismitte. Es führt die Bewegungsabläufe pantomimisch vor. Das Kind, das die Handlung errät, darf nun in die Kreismitte und sein Rätsel darstellen.

Ich seh, ich seh, was du nicht siehst …

Ziel: Einen vom Partner ausgedachten Gegenstand aufgrund der Farbe erraten
Alter: ab 4 Jahren
Zeit: ca. 10 Minuten

Ein Kind wählt einen für alle sichtbaren Gegenstand aus und sagt: „Ich seh, ich seh, was du nicht siehst und das ist … z. B. blau!"
Aufgrund dieser Farbe soll der Gegenstand erraten werden.

Rätsel

Alter: ca. ab 6 Jahren

Ich weiß etwas, was du nicht weißt,
ich hab etwas, was du nicht hast,
ich seh etwas, was du nicht siehst,
weißt du, was das ist?
Lösung: Geheimnis!

Kannst du das Geheimnis erraten?

Ziel: Einen fehlenden Gegenstand, den man vorher noch gesehen hat, benennen können
Alter: ab 5 Jahren
Zeit: ca. 10 Minuten
Material: eine Schachtel, die oben offen ist; 5 verschiedene Gegenstände; ein Tuch

Bis zu fünf verschiedene Gegenstände (z. B. Spielsachen) liegen in der Schachtel. Sie werden von den Kindern genau betrachtet und anschließend mit einem Tuch zugedeckt. Ein Gegenstand wird heimlich entfernt. Die Kinder sollen den fehlenden Gegenstand nennen können.

Vöglein, sing für mich!

Ziel: Den Namen eines Kindes an seinem Gesang erraten
Alter: ab 8 Jahren
Zeit: ca. 10 Minuten
Material: Katzenmaske ohne Augenöffnung

Eine selbst gebastelte Katzenmaske (ohne Augenöffnungen) wird einem Kind, das sich freiwillig meldet, aufgesetzt. Die übrigen Kinder sitzen im Kreis und spielen die Vögel. Die Katze soll sich nun vor ein Kind stellen und sagen: „Vöglein, sing für mich!" Nun soll dieses Kind möglichst mit verstellter Stimme ein Lied singen. Errät die Katze den Namen des Kindes, so darf dieses Kind als Katze die Runde machen usw.

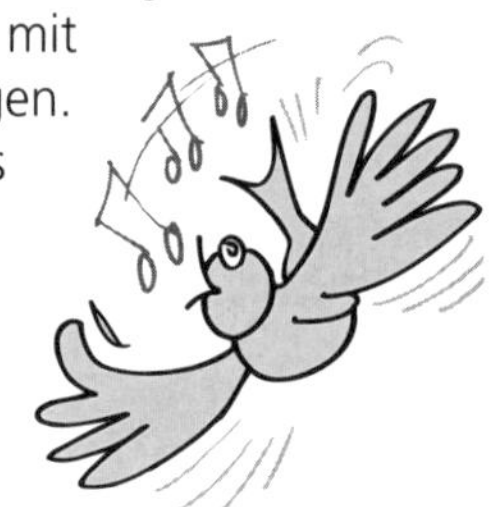

Geschichten erfinden

Ziel: Gemeinsam wird eine geheimnisvolle Geschichte erfunden.
Alter: ab 8 Jahren
Zeit: ca. 15 Minuten
Material: Wollknäuel

Alle Kinder sitzen im Kreis. Der/Die SpielleiterIn hat einen Wollknäuel in der Hand und beginnt seine Geschichte mit: „Es war einmal eine geheimnisvolle Frau. Sie wurde von allen die geheimnisvolle Kunigunde genannt. Immer, wenn sie am Morgen aufstand …"
Nun wirft er/sie den Wollknäuel einem Kind zu, das die Geschichte fortsetzen soll. Wenn es mit seinem Satz fertig ist, wirft es den Wollknäuel zu einem anderen Kind und behält ein Stück des Fadens in seiner Hand, so dass mit der Zeit ein Spinnennetz entsteht.
Die Geschichte kann gemeinsam aufgeschrieben werden.

Geheimnis

Gedicht
Alter: ca. ab 10 Jahren

Du, ich habe ein Geheimnis,
ich soll es keinem verraten,
kannst du mich da beraten,
ich möchte es loswerden und vergessen,
ich bin von dem Gedanken ganz besessen,
ich möchte wieder meine Ruhe haben,
und mich nicht immer
in mein Geheimnis vergraben.

Gute Nase?

Ziel: Verschiedene Gegenstände am Geruch erkennen
Alter: ab 8 Jahren
Zeit: ca. 15 Minuten
Material: Tablett, Tuch, verschieden riechende Gegenstände (z. B. Zwiebel, Hautcreme, Knoblauch, Parfumfläschchen, Käse, Blume, Essig, Zitrone …)

Einem Kind werden die Augen verbunden und es soll alle Dinge auf dem Tablett am Geruch erkennen und sich merken. Erst am Schluss sagt es alle Dinge, die es sich gemerkt hat. Dann kann das Spiel mit neuen Gegenständen von vorne beginnen.

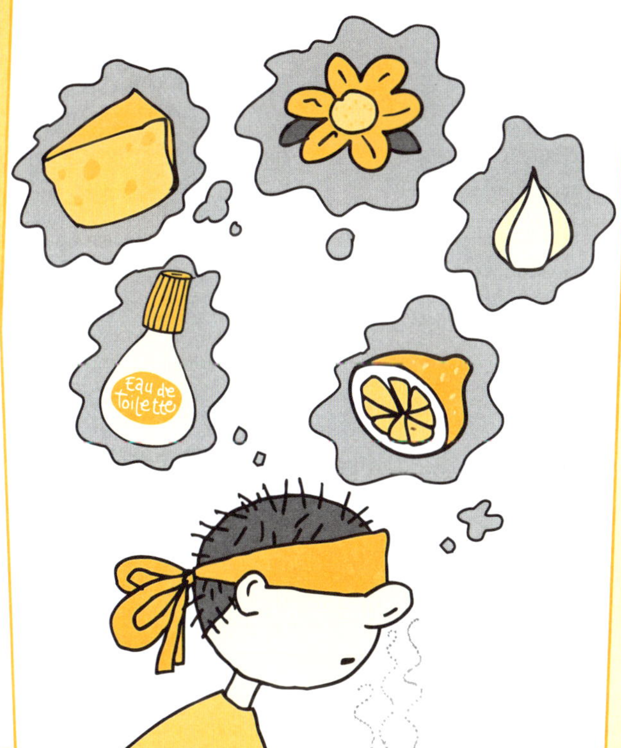

4.5 Geheimnisse

Erkennst du mich?

Ziel: Eine Stimme auf einer Kassette erkennen
Alter: ab 8 Jahren
Zeit: ca. 15 Minuten
Material: Kassettenrekorder

Ein Kind geht aus dem Raum, ein anderes darf einen Satz mit stark verstellter Stimme auf eine Kassette sprechen. Das andere Kind soll nun horchen, zu welchem Kind diese Stimme auf der Kassette gehört. Errät es dies, dann geht ein anderes Kind hinaus.

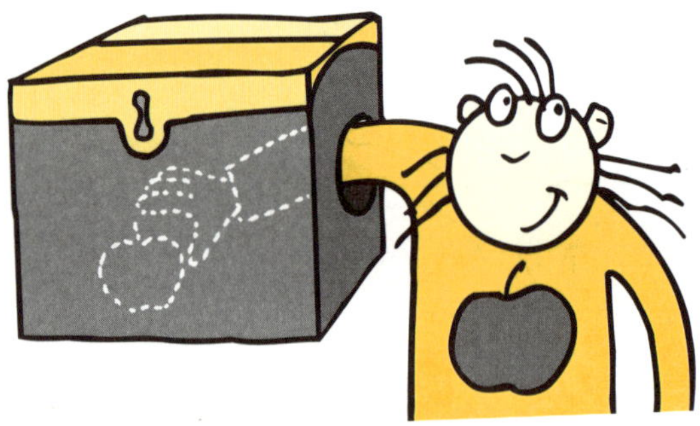

Die geheimnisvolle Schatztruhe

Ziel: Erraten von Gegenständen
Alter: ab 7 Jahren
Zeit: ca. 10 Minuten
Material: Schachtel; seitlich wird jeweils ein Kreis mit einem Durchmesser von ca. 10 cm ausgeschnitten.

In eine Schachtel wird an den beiden Seitenflächen jeweils ein Kreis mit einem Durchmesser von 10 cm ausgeschnitten, damit ein Kind seine Hände hineinstecken und durch Tasten erraten kann, welcher Gegenstand sich in der geheimnisvollen Schatztruhe befindet (z. B. ein Apfel, ein Löschblatt usw.).

Wer weiß etwas?

Ziel: Ein zusammengesetztes Wort durch einfache Erklärungen erraten
Alter: ca. ab 8 Jahren
Zeit: ca. 10 Minuten

Die Kinder sitzen im Kreis, ein Kind ist der/die SpielleiterIn und erklärt ein zusammengesetztes Wort (z. B. Blumenampel: wächst auf der Wiese oder im Garten und erfreut die Menschen; und das zweite Wort gibt es an Straßenkreuzungen und zeigt die Farben rot, gelb, grün an usw.). Wer dieses Wort errät, darf in die Kreismitte gehen und sich selbst ein neues Wort ausdenken und beschreiben.

Kleidertausch

Ziel: Vertauschte Kleidungsstücke erraten
Alter: ab 8 Jahren
Zeit: ca. 15 Minuten

Alle Kinder sitzen im Kreis. Ein Kind geht freiwillig in die Mitte und betrachtet genau, welche Kleidungsstücke die einzelnen Kinder anhaben. Dann geht es hinaus. Inzwischen tauschen vier Kinder irgendwelche Kleidungsstücke.
Das Kind, das draußen war, soll nun erraten, welche Kleidungsstücke getauscht wurden.

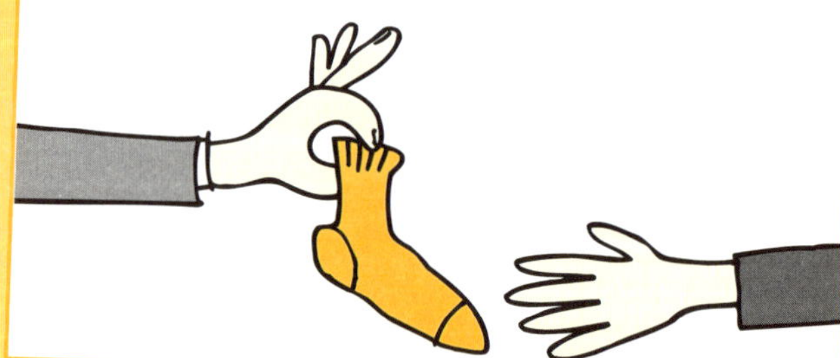

Weitersagen

Gedicht
Alter: ca. ab 8 Jahren

Wenn ein Geheimnis mich bedrückt
und mich in meinem Bauch nur zwickt,
dann werd ich daran nicht verzagen,
ich werd es einfach weitersagen.

Wenn ein Geheimnis mir nicht so recht gefällt
und mich im Magen ständig quält,
dann werd ich daran nicht verzagen,
ich werd es einfach weitersagen.

Wenn ein Geheimnis mich befremdet
und mit heimlichen Tränen endet,
dann werd ich daran nicht verzagen,
ich werd es einfach weitersagen.

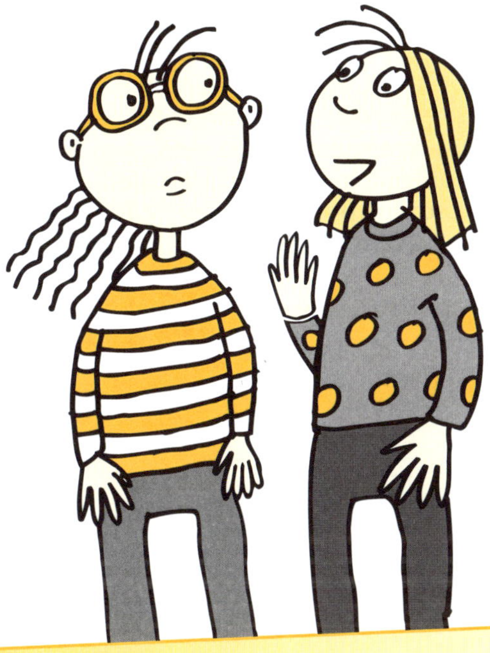

Wo ist der blaue Ball?

Ziel: Die Frage stellt sich während des gesamten Spiels: „Wer hat den blauen Ball?"
Alter: ab 4 Jahren
Zeit: ca. 15 Minuten
Material: rote Bälle, ein blauer Ball, Kassettenrekorder oder CD-Player

Alle Kinder bekommen einen roten Ball bis auf ein Kind, das bekommt den blauen Ball. Alle Kinder tanzen mit einem Ball in der Hand zur Musik und versuchen möglichst oft mit einem anderen Kind den Ball zu tauschen. Wird die Musik ausgeschaltet, muss das Kind mit dem blauen Ball eine Runde aussetzen und darf dann aber wieder mitspielen. Bei jeder Runde wird ein roter Ball entfernt. Das Kind, das mit dem blauen Ball übrig bleibt, ist der Gewinner.

4.6 Hilfe suchen

Die Kinder müssen wissen, dass sie zwar selbstbewusst, stark und energisch sein können, dass aber ihre Stärke nicht immer genügen wird, um sich vor Übergriffen schützen zu können.
In solchen Fällen sollen Kinder lernen, sich Hilfe von einer Vertrauensperson zu holen.
Die Kinder sollen verstehen, dass sie mit einer Person gemeinsam stärker sind, dass gemeinsam Probleme leichter zu lösen sind. Im folgenden Abschnitt finden Sie viele Spielvorschläge für die Präventionsarbeit.

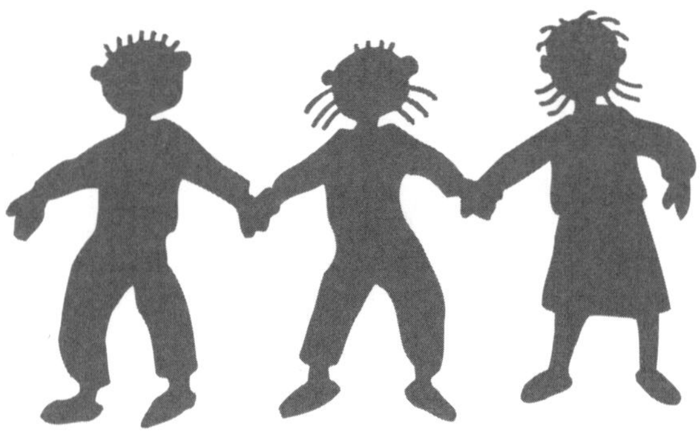

Helferkette

Ziel: Kinder können einander helfen nicht gefangen zu werden, indem sie sich in Gruppen (zwei, drei, vier, fünf Kinder) an den Händen fassen.
Alter: ab 5 Jahren
Zeit: ca. 10 Minuten

Es meldet sich ein Fänger freiwillig. Sobald sich Kinder zu einer Kette mit einer bestimmten Anzahl von Kindern an den Händen fassen, darf sie der Fänger nicht fangen. Wie viele Kinder eine Kette bilden müssen, wird vor dem Spiel ausgemacht.

Ente im Teich

Ziel: Ein Laufspiel, wobei sich die Ente vor dem Hund durch Flucht in den Teich retten kann und somit Hilfe finden kann
Alter: ca. ab 5 Jahren
Zeit: ca. 10 Minuten

Die Kinder stehen im Kreis, sie bilden den Teich. Die Ente läuft im Kreis um den Teich außen herum und wird vom Hund gejagt. Sie kann aber Hilfe finden und sich in den Teich retten, wenn ihr der Hund zu nahe kommt. Dann geht das Spiel in die andere Laufrichtung weiter.
Wird sie vom Hund gefangen, so dürfen sich eine andere „Ente“ und ein anderer „Hund“ freiwillig melden.

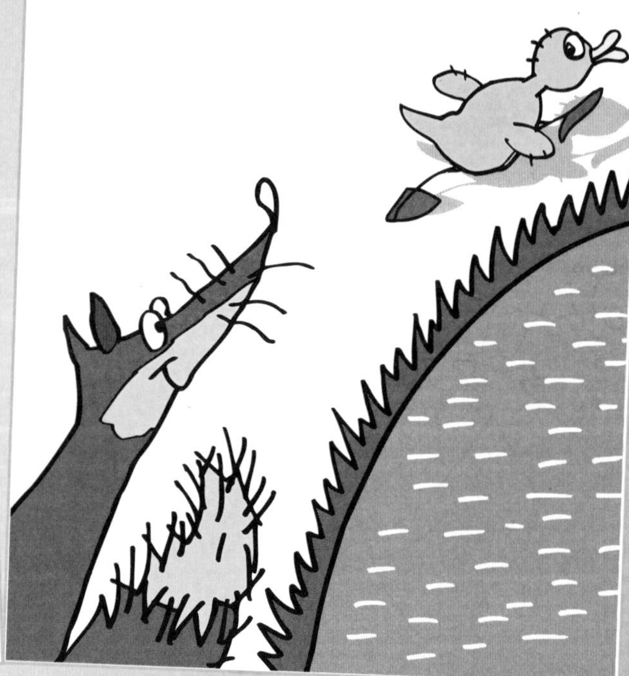

Hilf mir

Gedicht
Alter: ca. ab 5 Jahren

Hilf mir, meine Schuhe zu binden,
hilf mir, meine Puppe zu finden,
hilf mir, meinen Kreisel umzukehren,
hilf mir, mich bei meinen Freunden zu wehren,
hilf mir, meine Spiele aufzuräumen,
hilf mir, von guten Feen zu träumen,
hilf mir, auf der Wippe zu schaukeln,
hilf mir, dem Clown etwas vorzugaukeln,
hilf mir, alles zu lernen und zu können,
dann schaff ich es, wenn ich groß bin,
ohne deine Hilfe auszukommen.

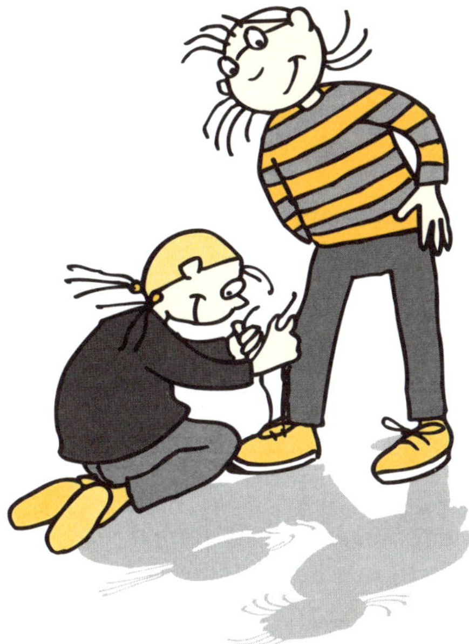

Ohne deine Hilfe geht das nicht!

Gedicht
Alter: ca. ab 6 Jahren

Hilf mir, ich kann das nicht,
hilf mir, ich mag das nicht,
hilf mir, ich versteh das nicht,
hilf mir, ich will das nicht,
hilf mir, ich seh das nicht,
hilf mir, ich kenne das nicht,
hilf mir, ich brauche das nicht,
hilf mir, ich höre das nicht,
hilf mir, denn ohne deine Hilfe
geht das nicht!

Gemeinsam wissen wir mehr

Ziel: Gruppenarbeit. Innerhalb der Gruppen helfen die Mitglieder einander.
Alter: ca. ab 7 Jahren
Zeit: ca. 15 Minuten

Die Kinder werden in vier Gruppen aufgeteilt. Jede Gruppe bekommt eine bestimmte Farbe zugeteilt. Anstecknadeln erleichtern das Erkennen einer Gruppe und ihrer Farbe. Nun stellt der Spielleiter/die Spielleiterin die Frage: „Welche Gegenstände kennt ihr in dieser Farbe?“ (z. B.: gelb: Sonne, Sterne, Zitrone, Sonnenblume usw.) Die Gruppe, die die meisten Gegenstände weiß, hat gewonnen.

Die Geschichte vom heimatlosen Fuchs

Eine Geschichte mit Musikbegleitung

Ziel: Eine Geschichte, in der der Fuchs Hilfe in Form eines Planes erhält, wird gespielt und mit Instrumenten begleitet.
Alter: ca. ab 5 Jahren
Zeit: ca. 45 Minuten
Instrumente: Tamburin, Becher mit Wasser gefüllt und Strohhalm, Flöte, Xylofon, Gitarre, Rasseln

Geschichte:
Es war einmal ein Fuchs, der suchte im Wald umher, doch er konnte seinen Bau nicht finden. Er suchte und suchte und war schon völlig erschöpft vom vielen Suchen.
(Langsam auf dem Tamburin schlagen)

Der Fuchs kam an einen Bach und machte es sich dort am Ufer gemütlich, um ein wenig auszurasten. Plötzlich hörte er ein blubberndes Geräusch.
(In einen Becher gefüllt mit Wasser mit einem Strohhalm hineinblasen)

War das vielleicht ein Fisch? Der Fuchs sah sich um, doch er konnte nichts erkennen. Der Fuchs konnte nicht mehr viel sehen, denn es war bereits finster. Von der Ferne hörte er noch einen Vogel singen.
(Flöte)

Dann schlief der Fuchs ein. Er träumte von einem wunderschönen Waldfest in der Nähe seines Baus, da war seine ganze Familie beim Fest und sang und tanzte und war fröhlich.
(Xylofon)

Doch nun wurde der Gesang immer lauter und die Tänze wurden immer wilder.
(Tamburin, Gitarre, Xylofon und Rasseln)

In diesem Moment wachte der Fuchs auf und wurde durch laute Musik aus seinen Träumen gerissen. Da standen alle Tiere des Waldes vor ihm und sangen ihm ein Lied.
(Tamburin, Gitarre, Xylofon, Rasseln, Flöte)

Der Fuchs hatte nämlich Geburtstag und die Tiere des Waldes sangen ihm ein Geburtstagslied und als Geschenk brachten sie ihm einen Plan vom Wald mit, auf welchem der Bau des Fuchses rot eingezeichnet war. So würde sich der Fuchs nie mehr verirren. Über diese Hilfe freute sich der Fuchs sehr und wanderte beglückt zu seinem Bau zurück.

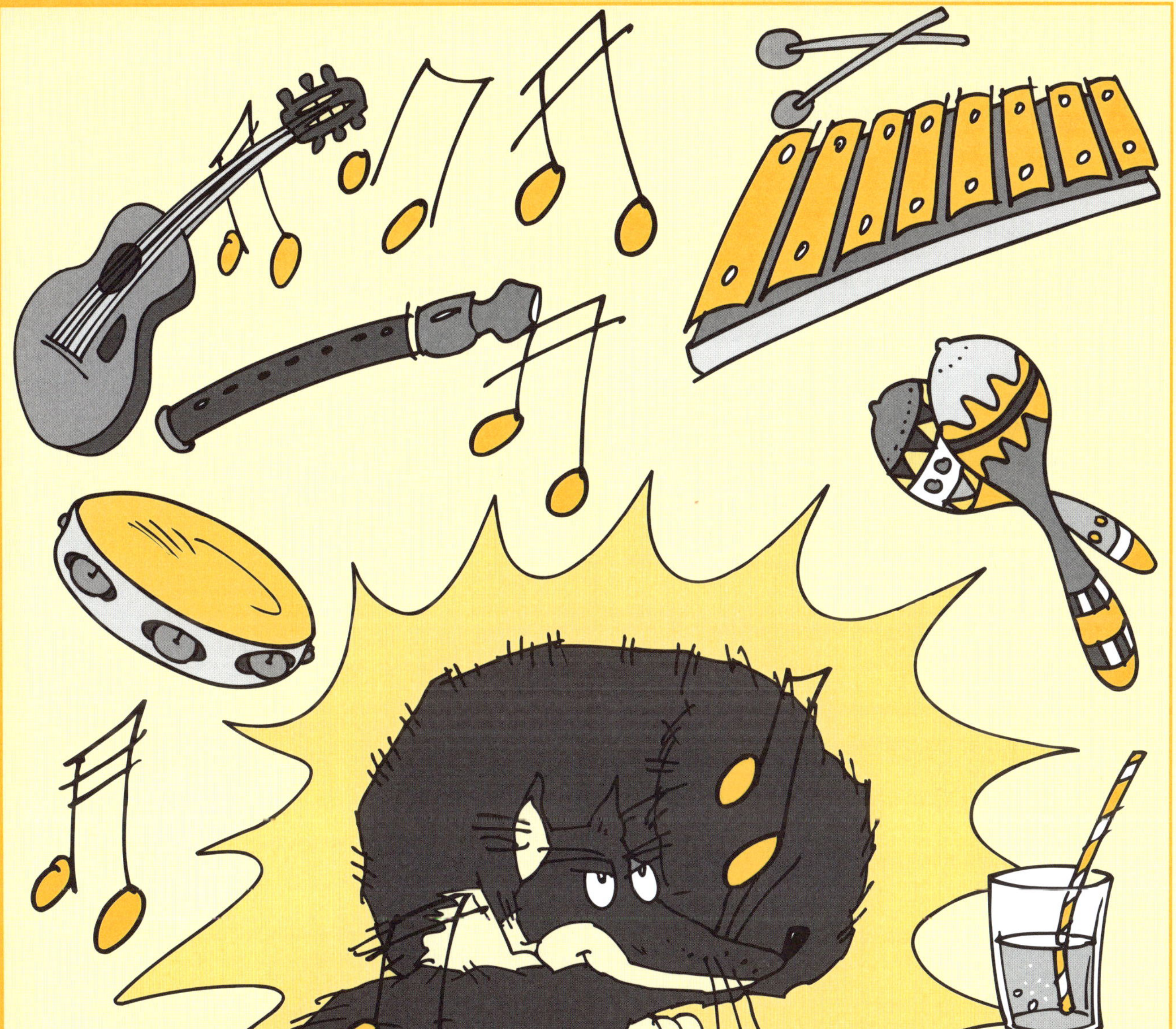

4.6 Hilfe suchen

Kindertheater – Der kluge Prinz, der Hilfe sucht

Ziel: Die Kinder machen sich Gedanken darüber, wie und wo man entsprechende Hilfe finden kann.
Alter: ab 5 Jahren
Zeit: ca. 30 Minuten
Material: selbst gebastelte Masken oder Kopfbedeckungen, Gewand zum Verkleiden

Rollen: ErzählerIn, Königin, König, Prinzessin, Prinz, DienerInnen, HelferInnen, junge Männer

ErzählerIn: Vor vielen Jahren lebten ein König und eine Königin in einem schönen, alten Schloss. Sie hatten eine hübsche und intelligente Tochter, die endlich einen zu ihr passenden Prinzen heiraten sollte. Der König schickte drei DienerInnen in sein Land um nach jungen, mutigen Männern zu suchen.

DienerInnen: Der König sucht einen jungen Mann, der immer Hilfe finden kann.

Junge Männer: Tut mir leid, das kann ich nicht, ich bin nur ein armer, kleiner Wicht.

Prinz: Oh ja, das kann ich wohl, mein Kopf ist von vielen Ideen voll.
(Macht sich zum Königsschloss auf den Weg)

König: Junger Mann, solltest du drei Aufgaben bestehen, kannst du mit der Prinzessin eine Ehe eingehen.

Königin: Junger Mann, gib Acht, sei vorsichtig und stets bedacht.

ErzählerIn: Der König nennt die Aufgaben. Der Prinz soll ein Lied singen, einen Tanz vorführen und ein Gedicht aufsagen. Der Prinz macht sich sofort auf den Weg zu einem/einer SängerIn und holt sich bei ihm/ihr Hilfe. Er lernt das Lied. Dann sucht er einen/eine TänzerIn und holt sich Hilfe beim Erlernen eines Tanzes. Zum Schluss holt er sich Hilfe bei einem/einer DichterIn und lernt ein kurzes Gedicht.

Prinz: Herbei, herbei, hilf mir beim Lied, juchhei!
(Zu einem Helfer)

HelferIn: Ich helfe dir wirklich gern, ein schönes Lied ich dir nun lern.

Prinz: Herbei, herbei, hilf mir beim Tanz, juchhei!

HelferIn: Ich helfe dir wirklich gern, einen schönen Tanz ich dir nun lern.

Prinz: Herbei, herbei, hilf mir beim Gedicht, juchhei!

HelferIn: Ich helfe dir wirklich gern, ein schönes Gedicht ich dir nun lern.

ErzählerIn: Der Prinz führt nun dem König seine drei Aufgaben vor und bekommt dafür die schöne Prinzessin zur Frau.

Prinzessin: Oh, wie freu ich mich heute, wir feiern Hochzeit, liebe Leute.

Die Rollen können neu besetzt werden und das Theater beginnt von vorne.

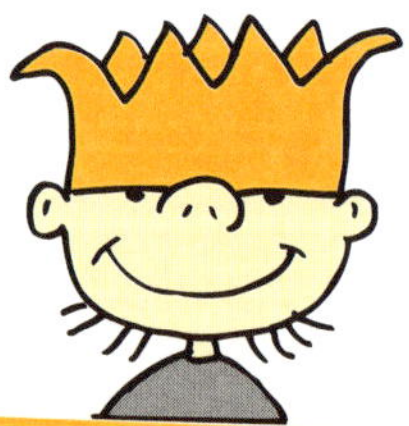

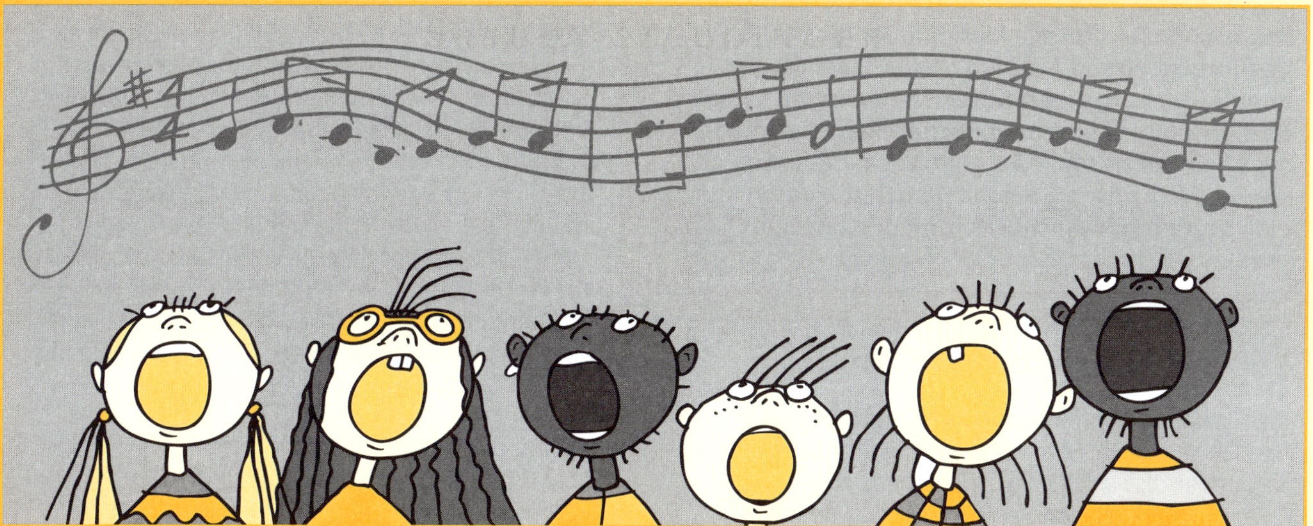

Kinder können Hilfe finden!

Lied zur Melodie von „John Brown's body"
Alter: ca. ab 8 Jahren

Kinder können Hilfe finden,
Kinder können Hilfe finden,
Kinder können Hilfe finden, ja wie gut ist das für sie.

Kinder können wirklich mutig sein,
Kinder können wirklich mutig sein,
Kinder können wirklich mutig sein, ja wie gut ist das für sie.

Kinder können deutlich „Nein" sagen,
Kinder können deutlich „Nein" sagen,
Kinder können deutlich „Nein" sagen, ja wie gut ist das für sie.

Kinder können sich selbst mögen,
Kinder können sich selbst mögen,
Kinder können sich selbst mögen, ja wie gut ist das für sie.

5. Andere Möglichkeiten dieses Thema anzusprechen

Der wichtigste und schwierigste Teil der Präventionsarbeit mit Kindern ist der Einstieg, der Impuls, der zum eigentlichen Thema leitet. Durch Theaterstücke und Bücher können Kinder auf sehr einfühlsame Art zum Thema geführt werden. Wichtig ist, dass im Anschluss daran eine vertiefende Nachbereitung durchgeführt wird.

5.1 Theaterstücke als Impuls

Kinder sind sehr offen für Theaterstücke. Es fällt ihnen leicht, sich mit einer Rolle zu identifizieren, und sie können sich auch ohne Probleme wieder aus dem Geschehen zurückziehen, wenn sie das Verlangen danach haben.
Durch ein Theaterstück bekommen die Kinder eine erste Information über das Thema. Sie erfahren, dass sie Rechte haben und nicht alles über sich ergehen lassen müssen.
Zu dem hier vorgestellten Theaterstück gibt es eine Begleitbroschüre mit grundlegenden Informationen, Tipps und Hilfestellungen, sowie auch Hinweise auf Hilfsorganisationen.

Deinert Sylvia, Tine Krieg,
Das Familienalbum,
Lappan Verlag, Oldenburg, 1993
(Theaterstück des Hamburger FUNDUS-Theaters, für Kinder ab acht Jahren)

Inhalt:
Eine lustige Mäusefamilie – bestehend aus Mutter, Vater, zwei Töchtern und dem „lieben" Onkel Watia – lebt zufrieden und ohne größere Sorgen gemeinsam in einer Couch. Diese Idylle wird von einem Kater plötzlich gestört. Die Mäusekinder werden vor diesem „bösen, fremden" Mann gewarnt.
Die Mäusekinder hüten sich vor dem Kater, während der Mäuseonkel dem kleinen Mäuschen Mischen eine Puppe schenkt und dafür zum Dank geküsst und gestreichelt werden möchte. Mischen soll dieses Geheimnis niemandem verraten, denn sonst würde ein Blitz das geliebte Familienalbum zerstören. Obwohl Mischen aufmerksam und vorsichtig ist, gerät sie durch das wiederholte Drängen von Onkel Watia in eine Falle, die der Kater für die Mäuse aufgestellt hat. Verzweifelt ruft sie um Hilfe und verrät ihr Geheimnis. Mischen ist glücklich, dass das geliebte Familienalbum durch die Preisgabe ihres Geheimnisses nicht zerstört wurde.

Zum Theaterstück:
Um die Distanz zu den Menschen aufzubauen, wurden bewusst Mäusefiguren gewählt. Als Symbol für den intakten Familienverband, für Familienfrieden und Harmonie steht das Familienalbum.
Um deutlich zu zeigen, dass kein Blitz eingeschlagen hat, obwohl das Mäusekind der Mutter alles erzählt hat, kommen am Schluss die Schauspieler mit dem unversehrten Familienalbum auf die Bühne.
So verstehen die Kinder, dass es immer jemanden gibt, dem man sich anvertrauen kann, ohne dass etwas Schlimmes passiert.
Für die Kinder ist die Sexualsymbolik verständlich. Verglichen mit dem menschlichen Penis ist das Mäuseschwänzchen kein Tabu. Gleichsam als Synonym für eine Erektion kringelt sich das Mäuseschwänzchen ein, was leichter zu verarbeiten ist, aber dennoch komisch wirkt und durch die Anregung zum Lachen eine Auflockerung hervorruft.
Der „liebe Onkel" wurde hier bewusst gewählt, da der Missbrauch am häufigsten in der Verwandtschaft und Bekanntschaft geschieht.

5.2 Kinder- und Jugendbücher als Impuls

Bei Kinder- und Jugendbüchern ist eine weiterführende Nachbereitung unbedingt zu empfehlen. Kinder und Jugendliche sollten nie mit oder nach einer solchen Lektüre allein gelassen werden.

Rose Griffel,
Jenny sagt „Nein",
Verlag Aktion Jugendschutz Baden-Württemberg, Stuttgart, 1990
Jenny versteht sich mit ihrem älteren Cousin Frank sehr gut und unternimmt allerhand mit ihm und fährt gern auf seinem Mofa mit.
Als er Jenny eines Tages in sein Zimmer mitnimmt, um ihr ein Geheimnis zu zeigen, versucht er sie zu küssen. Jenny aber wehrt sich und am Schluss werden die Leser aufgefordert, selbst die Geschichte weiterzuerzählen.
Dieses Buch ist in Versform geschrieben und spricht dadurch vor allem jüngere Leser an, und die zahlreichen Schwarz-Weiß-Zeichnungen eignen sich zum Anmalen.
Alter: ca. ab 5 Jahren

Gisela Braun, Dorothee Wolters,
Das große und das kleine Nein,
Verlag an der Ruhr, Mülheim, 1991
Alle ignorieren das kleine Nein. Es wird nicht beachtet und nicht gehört.
Dieses Buch schildert viele Erlebnisse, die das kleine Nein auf seinem Weg zu einem ganz großen Nein durchmachen muss.
Bilderbuch für das Kindergartenalter

Sylvia Deinert, Tine Krieg,
Das Familienalbum,
Lappan Verlag, Oldenburg, 1993
Aus den Erfahrungen von vielen Theateraufführungen entstand ein Bilderbuch, das von einer Mäusefamilie und einem Kater handelt.
Diese Figuren bieten Kindern, die von sexuellem Missbrauch betroffen sind, eine Möglichkeit zur Identifikation.
Alter: ab dem Kindergartenalter

Ursula Enders, Dorothee Wolters,
Schön blöd,
Volksblatt Verlag, Köln, 1991
Mit Hilfe von einfachen Alltagssituationen wird in diesem Buch beschrieben, wie unterschiedlich Gefühle sein können, die man für ein- und dieselbe Person empfinden kann.
Alter: Kindergartenalter

Michael Lundgren, Ulf Gustavsson,
Das kleine Drachenmädchen,
Donna Vita Verlag, Maasbüll, 1992
Dieses Buch schildert die erlittene Verletzung und die Isolation des Drachenmädchens infolge seiner Erlebnisse. Es kann sich jedoch einer Freundin anvertrauen und erhält dadurch Hilfe.
Alter: Kindergartenalter

Marion Mebes, Lydia Sandrock,
Kein Küsschen auf Kommando,
Donna Vita Verlag, Berlin, 1991
In diesem Buch werden die verschiedenen Arten von Küssen beschrieben, die angenehme bzw. auch unangenehme oder „komische" Gefühle auslösen können.
Alter: ab dem Kindergartenalter

5. Andere Möglichkeiten dieses Thema anzusprechen

Marion Mebes, Lydia Sandrock,
Kein Anfassen auf Kommando,
Donna Vita Verlag, Berlin, 1991
Berührungen können angenehme wie auch unangenehme bzw. „komische" Gefühle erzeugen. Kinder sollen mit diesem Buch bestärkt werden, sich gegen unangenehme bzw. „komische" Berührungen zu wehren.
Alter: ab dem Kindergartenalter

Björn Graf von Rosen,
Das Märchen von der ungehorsamen Adeli-Sofi
und ihre furchtbare Begegnung mit dem Wassermann,
Atlantis Kinderbücher, Zürich, 1987
Ein Wassermann zieht Adeli-Sofi zum Meeresgrund und will sie „verwöhnen", wenn sie ein wenig „lieb" zu ihm ist. Adeli-Sofi wird zornig und kann sich wehren und von dem grausamen Wassermann befreien. Dieses Buch ist in Reimform geschrieben.
Alter: ca. ab 8 Jahren

Oralee Wachter,
Heimlich ist mir unheimlich,
Verlag Benzinger, Zürich, 1985
Vier kurze Geschichten

1. Ich will dir nur helfen
Thomas wird während des Tages von Terry betreut, da seine Mutter arbeitet und keine Zeit für ihn hat. Thomas stört es, dass Terry ständig seine Intimsphäre verletzt und bespricht das mit seiner Mutter. Nach einer gemeinsamen Aussprache verspricht Terry, die Grenzen von Thomas nicht mehr zu überschreiten.

2. Für alle Fälle
Nicky ist vom Spieltrieb besessen und verbringt ihre Freizeit in Spielhallen, wo sie eines Tages ihren ehemaligen Musiklehrer trifft. Er bietet Nicky Geld für Videospiele an und tröstet sie, wenn sie verliert. Er berührt sie immer bei seinen Versuchen sie zu trösten. Nicky werden diese Berührungen zusehends unangenehmer. Nachdem sich Nicky ihrer Mutter anvertraut hat und von dieser bestärkt wird sich zu wehren, fühlt sich Nicky wieder stark genug ihre Abwehr deutlich zu zeigen.

3. Wenn du nicht mitmachst
In einem Zeltlager fühlt sich Hans etwas überfordert, denn mit so einer Menge von Kindern hat er noch nie so viel Zeit verbracht. Er muss ein wenig allein sein und wird dabei von einem Erzieher überrascht. Hans soll sich auf Verlangen des Erziehers entkleiden. Er verweigert das und wendet sich an einen anderen Betreuer, der ihn ermutigt sich zu wehren, wenn er etwas gegen seinen Willen machen soll.

4. Versprich, dass du's nicht weitersagst
Marion findet ihren Stiefvater eigentlich sehr nett, aber in den letzten Monaten kommt er ihr auf eine unangenehme Weise näher, was ihr nicht recht ist. Trotz des Verbotes dieses Geheimnis preiszugeben, vertraut sie sich ihrer Lehrerin an, welche ihr Beistand leistet und sie über mögliche fachgerechte Hilfe aufklärt.
Alter: ca. ab 6 Jahren

Oralee Wachter,
Sophie spielt nicht mit,
Verlag Esslinger, Esslingen, 1996
Dieses farbenprächtige Bilderbuch erzählt über Freundschaften und das damit verbundene Vertrauen sowie über Courage und Eigenverantwortung.
Es beinhaltet viele Impulse zu Gesprächen mit Kindern.
Alter: Kindergartenalter

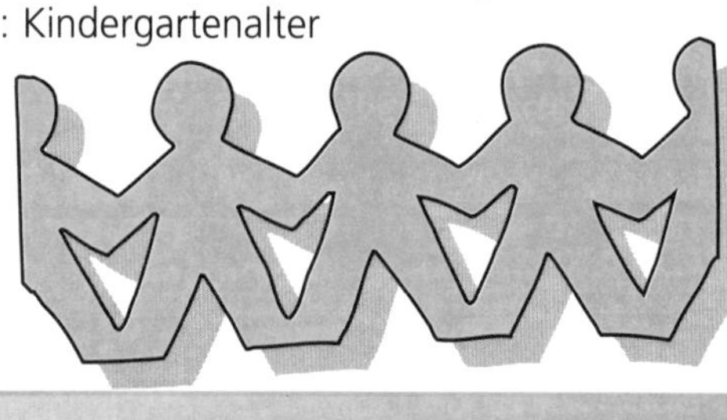

6. Wie soll man sich verhalten, wenn Verdacht auf sexuellen Missbrauch besteht?

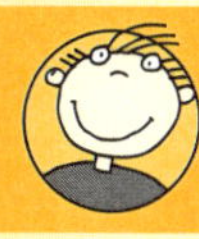

Es gibt grundsätzlich kein Patentrezept zum Handeln. Jeder Fall benötigt eine individuelle Auseinandersetzung mit der Persönlichkeit des betroffenen Kindes und seiner Situation.
Einige Tipps für KindergärtnerInnen, LehrerInnen und ErzieherInnen:

1. Der erste und wesentlichste Schritt ist:
Bewahren Sie Ruhe!
Vom Gefühl her ist jeder, der sexuellen Missbrauch vermutet, dazu geneigt, das betroffene Kind möglichst rasch in Schutz zu nehmen, um es vor weiteren Übergriffen zu bewahren. Überhastetes Eingreifen und unüberlegtes Handeln können bei dem betroffenen Kind Schaden anrichten. Es können sogenannte Sekundärschäden entstehen. Bei sexueller Gewalt kennt man die primäre Schädigung durch den Missbrauch selbst und die Sekundärschäden, die dann auftreten können, wenn die Umwelt auf das Kind falsch reagiert. Z. B. erlebt bei Untersuchungen das Kind oft wieder Gefühle des Ausgeliefertseins, der Ohnmacht, der eigenen Schutzlosigkeit oder das Kind fühlt sich im Stich gelassen, weil ihm nicht geglaubt wird.

2. **Suchen Sie sich Unterstützung,** indem Sie mit einer Vertrauensperson (einem/einer KollegIn, in einer Supervision, bei einer Beratungsstelle etc.) über den Missbrauchsverdacht bzw. über die eigene Unsicherheit sprechen. Durch ein solches Gespräch kann die enorme Gefühlsbelastung unter Kontrolle gebracht werden, sodass Sie auf keinen Fall in Panik geraten und überstürzt reagieren.

3. **Ermutigen Sie das betroffene Kind immer wieder** über seine Gefühle zu sprechen. Schenken Sie ihm viel Aufmerksamkeit und beschäftigen Sie sich mit ihm, indem Sie es mit Hilfe von gezielten Spielen (siehe „gute und schlechte" Geheimnisse, „angenehme und unangenehme" Berührungen, Intuition, Hilfe suchen) zum Sprechen motivieren. Der Umgang mit dem Kind braucht viel Geduld; das Kind muss selbst den Zeitpunkt für seine Äußerungen wählen dürfen.
Schreiben Sie Hinweise auf den sexuellen Missbrauch und die Verhaltensweisen des betroffenen Kindes unbedingt **auf.**

4. **Konfrontieren** Sie **niemals** eine Familie vorschnell mit Ihrem Verdacht, vor allem wenn ein Täter im engsten Umkreis des Kindes zu vermuten ist.

5. Alle weiteren Schritte **besprechen Sie vorher mit dem Kind.** Es muss dem Kind klar sein, dass Hilfe notwendig ist, weil Sie alleine das Kind nicht vor weiteren Übergriffen bewahren können.
Die Chance, dem Kind wirklich helfen zu können, ist dann gegeben, wenn der erste Schritt richtig durchgeführt wurde, nämlich dann, wenn dem Kind klar und deutlich vermittelt wurde, dass man ihm vorbehaltlos glaubt, dass es selbst keine Schuld trifft, da die Verantwortung für das Geschehene ausschließlich beim Erwachsenen liegt und dass man ihm nur über Dritte weiterhelfen kann.
Die Zusammenarbeit mit Fachleuten ist unumgänglich!
Niemand ist in der Lage sexuellen Missbrauch alleine aufzudecken, zu beenden und dafür zu sorgen, dass die Betroffenen mit den Folgen der Aufdeckung fertig werden.

6. Nehmen Sie **Kontakt** zum Jugendamt oder zu einer Beratungsstelle (siehe Kapitel 7, z. B. Kinder- und Jugendanwaltschaft) auf, wenn notwendig ohne Namensnennung.

7. Eine Anzeige soll mit einem/einer AnwältIn besprochen und sorgfältig vorbereitet werden.
Niemand ist zur Anzeige verpflichtet.

7. Missbrauch erkennen

7.1 Signale erkennen

Die in diesem Kapitel angeführten Signale können nur als Hinweise auf einen eventuell erfolgten sexuellen Missbrauch gedeutet werden und können keinesfalls als Beweise für einen sexuellen Missbrauch geltend gemacht werden.
Sexuell missbrauchte Kinder werden von den Tätern verpflichtet zu schweigen. Sie werden von ihnen unter Druck gesetzt und haben Angst, ihrer Umgebung irgendeinen Hinweis zu geben. Sie müssen verschlüsselte Signale aussenden.
Das ist ihre einzige Möglichkeit sich jemandem mitzuteilen.
Ein Kind sucht sich eine Vertrauensperson (Mutter, LehrerIn, FreundIn usw.) um sein Geheimnis loswerden zu können. Wenn diese Vertrauensperson dem Kind bedingungslos glaubt, Ruhe bewahrt und alle weiteren Schritte im Sinne des Kindes ausführt (siehe Kap. 6: Wie soll man sich verhalten, wenn Verdacht auf sexuellen Missbrauch besteht?), so ist eher die Basis gegeben, dass der Missbrauch aufgedeckt und beendet werden kann. Ob ein betroffenes Kind sich einer Vertrauensperson mitteilen kann, ist davon abhängig, ob und wie das Kind aufgeklärt wurde und ob es Worte für das Geschehene finden kann. Ein Kind, das nicht mit Worten Signale aussenden kann, um auf seine Probleme aufmerksam zu machen, muss andere Signale erfinden. Diese äußern sich in Verhaltensänderungen oder altersmäßig unangepassten verbalen Äußerungen. Manche Kinder werden „auffällig", manche ziehen sich zurück. Eines ist sicher: Jedes Kind, das sexuell missbraucht wurde, sucht Hilfe bei Erwachsenen, indem es Signale aussendet.
Solche Alarmsignale werden zwar oft von der unmittelbaren Umgebung des Kindes bemerkt, sie werden aber häufig falsch interpretiert.

7.2 Alarmsignale

Schlafstörungen
„Ich lag lange wach im Bett und habe auf jedes Geräusch gehört. In meinen Träumen erlebte ich, wie irgendetwas an meinem Körper herumkrabbelte. Am nächsten Tag fühlte ich mich total zerschlagen und müde."
Die Mädchen und Jungen, die Opfer sexuellen Missbrauchs sind, fühlen sich im eigenen Bett nicht sicher und schrecken bei jedem Geräusch aus dem Schlaf hoch. Schreckliche Träume erlebt das Kind über das Geschehene, worüber es nicht sprechen darf.

Aggressionen gegen sich selbst
„Ich musste einfach irgendetwas tun und da habe ich begonnen, mir selbst Schmerzen zuzufügen."
„Immer, wenn ich daran denke, was mit mir gemacht wurde, füge ich mir selbst Schmerzen zu, um mich von diesen Gedanken abzulenken."
Die Mädchen und Jungen, die Opfer sexuellen Missbrauchs sind, richten ihren Hass oder ihre Verzweiflung oft gegen sich selbst. Sie verletzen sich mit Rasierklingen, fügen sich Brandnarben zu, sie reißen sich Haare aus, beißen die Fingernägel ab, führen Objekte in Körperöffnungen ein. Sie verletzen sich selbst, um von dem psychischen Schmerz abzulenken, den sie verspüren, wenn sie an den Missbrauch denken.

Depression
„Ich wollte allein sein. Ich gehörte sowieso nicht zu denen und ich hatte Angst, dass man es mir anmerken könnte."
„Niemand kann mir helfen, niemand kann mich verstehen."
Aufgrund der aussichtslosen Situation werden die Mädchen oder Jungen infolge des sexuellen Missbrauchs oft depressiv. Sie können kaum lachen und keine Freude empfinden.

Jede Abwehr ist aufgegeben. Durch ein vollkommenes Sichzurückziehen und durch ihre Hilflosigkeit geraten die Betroffenen in schwere Depressionen.

Weglaufen

„Ich wollte endlich weg von diesem Ort und ein neues Leben beginnen! Ich merkte jedoch bald, dass ich das Erlebte nicht zurücklassen konnte."

Die Mädchen oder Jungen, die Opfer sexuellen Missbrauchs sind, finden das Leben zu Hause unerträglich und wollen manchmal sogar in ein Heim, was für kleinere Kinder eher untypisch ist. Ältere Mädchen oder Jungen verlassen das Elternhaus tatsächlich und landen dann häufig in der Prostitution.

Verdrängung

„Ich wollte alles vergessen! Ich konnte es einfach nicht mehr aushalten!"

„Manchmal kam es mir vor, als ob ich das alles in Wirklichkeit gar nicht erlebt hätte, so als hätte der Missbrauch nur in meinen Träumen oder in meiner Einbildung stattgefunden."

Wenn ein Kind, das ein Opfer von sexuellem Missbrauch ist, über seine Erlebnisse mit niemandem sprechen kann, wird es sie verdrängen, denn diese Wahrheit kann es alleine nicht ertragen. Diese Verdrängung kann soweit führen, dass sich ein Kind wirklich nicht mehr erinnern kann oder die Erinnerung als nicht real erlebt darstellt. Oft bleiben nur Erinnerungslücken und erst mit Hilfe einer Therapie kommen manchmal die Erinnerungen zurück.

Regressives Verhalten

„Ich wollte die Zeit zurückdrehen und wieder so werden wie früher, als es den Missbrauch noch nicht gab!"

Mädchen oder Jungen, die Opfer sexuellen Missbrauchs sind, fallen wieder zurück in frühkindliche Verhaltensweisen wie plötzliches Auftreten von Bettnässen, Einkoten, Verstopfung, Daumenlutschen oder Festklammern an die Mutter.

Angst

„Ich hatte Angst, meine Familie zu zerstören und meiner Mama weh zu tun! Außerdem wollte ich nicht in ein Heim, weil ich wusste, dass es dort noch viel schlimmer sein würde!"

Durch den sexuellen Missbrauch entsteht beim Kind ein Gefühl der Angst und der Panik infolge der ständigen Bedrohung durch körperliche und psychische Gewalteinwirkung. Die Mädchen oder Jungen haben Angst vor dem Alleinsein, Angst vor Männern, Angst vor Situationen, die mit dem Missbrauch zusammenhängen, Angst vor Strafe, Angst selbst Schuld zu sein, Angst die Familie zu zerstören, Angst die Mutter zu verletzen, wenn sie es erfährt.

Kein Selbstwertgefühl

„Ich bin die Einzige, der so etwas passieren kann. Es liegt wahrscheinlich an mir, denn ich kenne niemanden, dem so etwas auch passiert ist."

Die Mädchen oder Jungen, die Opfer sexuellen Missbrauchs sind, sind davon überzeugt, dass sie selbst nichts wert sind. Irgendetwas muss bei ihnen anders sein als bei einem „normalen" Kind. Diese Einstellung führt auch in anderen Bereichen zu ständigem Versagen (z. B. Schulversagen ...), sie trauen sich selbst nichts zu, sie können ihre Stärken nicht erkennen und fühlen sich bei Freunden ständig unterlegen.

Gestörtes Essverhalten

„Ich möchte ganz dünn sein, ich mag diese fraulichen Rundungen nicht, vielleicht lässt er mich dann in Ruhe."

Häufig sind Anorexia nervosa (Verweigerung der Nahrungsaufnahme) oder Bulimie (Fressattacken mit anschließendem absichtlichem Erbrechen) die Folge von sexuellem Missbrauch mit dem Ziel, möglichst unattraktiv zu werden und somit Schutz vor sexuellen Übergriffen zu finden.

Introversion
„Ich wollte mit denen nichts mehr zu tun haben, denn worüber hätte ich mit ihnen reden sollen?" Mädchen oder Jungen, die Opfer sexuellen Missbrauchs sind, fühlen sich anders als die anderen. Sie glauben durch ihre Erlebnisse isoliert zu sein, fühlen sich schuldig bzw. schlecht und schmutzig. Sie lehnen zu engen Kontakt zu Freunden oder Freundinnen ab, weil sie Angst haben, sie könnten sich verraten.

Waschzwang
„Ich fühlte mich nie sauber. Immer habe ich geduscht und meine Haut geschrubbt, bis ich Schmerzen hatte." Manche Mädchen oder Jungen, die Opfer sexuellen Missbrauchs sind, entwickeln einen Waschzwang. Sie müssen sich mehrmals täglich duschen oder baden, um das „schmutzige Gefühl" wegzuwaschen.
Ein Kind kann aber auch ganz anders reagieren, indem es sich überhaupt nicht mehr wäscht und glaubt, damit auf andere abstoßend zu wirken und damit sich selbst schützen zu können. Eine Reaktion auf sexuelle Übergriffe kann auch sein, dass ein Kind seine Kleider nicht mehr wechseln will und mit den Kleidern ins Bett geht oder in die Badewanne steigt um seinen Körper zu schützen.

Suchtverhalten
„Wenn ich allein zu Hause war, dann habe ich heimlich einfach ein paar Tabletten geschluckt. Bald aber konnte ich ohne Tabletten gar nicht mehr einschlafen."
Alkohol, Drogen oder Tabletten werden verwendet, um den Missbrauch leichter zu ertragen und zeitweise zu vergessen. Es stellt dies eine Flucht in eine andere „heile" Welt dar. Das Ergebnis ist dann oft die Sucht.

Nicht altersadäquates, sexualisiertes Verhalten
Mädchen oder Jungen, die Opfer sexuellen Missbrauchs sind, haben oft keine altersadäquaten sprachlichen Ausdrücke bzw. kein altersadäquates Verhalten im Bereich der Sexualität.

Medizinische Befunde
Verletzungen der Geschlechtsorgane, Bissspuren und Blutergüsse an den erogenen Zonen wie Brust, Innenseite der Oberschenkel, Gesäß und Hals, Striemen im Bereich der Genitalorgane sind eher selten zu bemerken. Die Mehrzahl der sexuellen Misshandlungen bleibt ohne erkennbare medizinische Folgen. Daraus ergibt sich eine enorm hohe Dunkelziffer.

7.3 Kinderzeichnungen als Signal

Fachleute, die Kinderzeichnungen zur Aufarbeitung oder Diagnose therapeutisch verwenden, können aus Kinderzeichnungen deutliche Signale für sexuellen Missbrauch erkennen. Wenn Kinder ein Geheimnis bewahren müssen, so ist es das Übermalen von bestimmten Körperteilen bzw. das Fehlen von Körperteilen (z. B. der Mund), die das Kind vorher schon gezeichnet hat, ein deutliches Signal. Ein weiterer Hinweis auf sexuellen Missbrauch ist ein überdimensional großer Penis auf einer Zeichnung bzw. penisähnliche Gebilde oder der sogenannte „dritte Fuß" bei Kopffüßlern. Eine Vertrauensperson sollte aber eine Kinderzeichnung nicht isoliert sehen, sondern sie sollte versuchen, über diese Zeichnung mit dem Kind in ein Gespräch zu kommen.

Literaturhinweise zu diesem Thema

Ursula Baumgardt,
Kinderzeichnungen – Spiegel der Seele,
Kreuz Verlag, Zürich, 1985.
Es handelt sich bei diesem Buch um vier Fallgeschichten, die durch Zeichnungen von betroffenen Kindern ergänzt werden. Gefühle und Gedanken von Kindern werden in diesem Buch auf sehr sensible Weise zum Ausdruck gebracht.

Rosemarie Steinhage,
Sexuelle Gewalt – Kinderzeichnungen als Signal,
Rowohlt Verlag, Reinbek, 1992.
Die Autorin informiert mit Hilfe von zahlreichen Zeichnungen von betroffenen Kindern über Möglichkeiten der Aufdeckung von sexuellem Missbrauch und Therapieanwendungen.

Weitere Literaturtipps:
Beate Besten, Sexueller Missbrauch und wie man Kinder davor schützt, Verlag C. H. Beck, München, 1991.
Gisela Braun, ICH SAG NEIN, Verlag an der Ruhr, Mülheim, 1989.
Irmgard Kretz, Ricki Reichel, Margarethe Zöchling, Sexueller Missbrauch von Kindern in Österreich, Hrsg.: Bundesministerium für Umwelt, Jugend und Familie, Wien, 1996.
Lisa Lercher, Barbara Derler, Ulrike Höbel, Missbrauch verhindern, Wiener Frauenverlag, Wien, 1995.

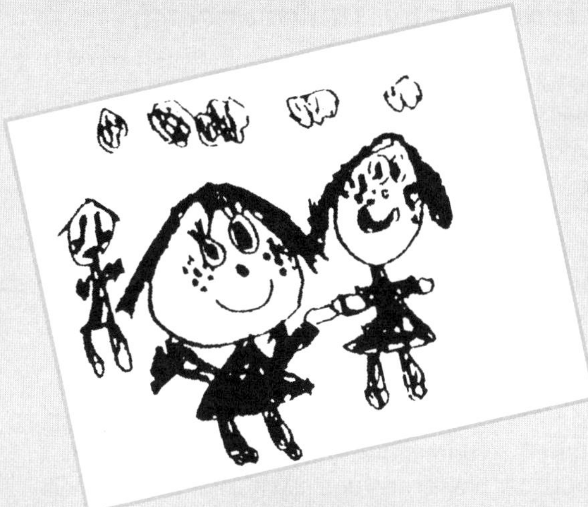

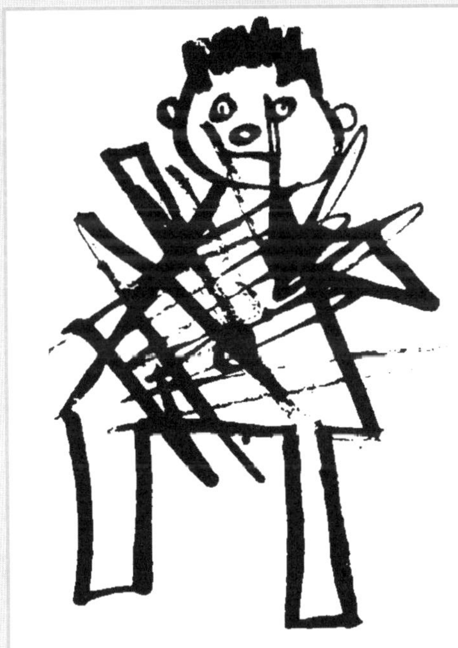

Aus: Gisela Braun, ICH SAG NEIN, Verlag an der Ruhr, Mühlheim, 1989.

8. Öffentliche Beratungsstellen

8.1 Beratung in Österreich

Bezirksgericht

Jedes Bezirksgericht bietet einmal wöchentlich Sprechstunden zur kostenlosen rechtlichen Information an. Die Vermittlung von AnwältInnen ist auch möglich.

Jugendamt

Wenn eine Einrichtung der Jugendwohlfahrt[1] von sexuellem Missbrauch oder Verdacht auf sexuellen Missbrauch erfährt, so muss sie tätig werden.
Das Jugendamt hat die Aufgabe, sich um das Wohl von Kindern und Jugendlichen zu kümmern und Familien zu unterstützen. Das höchste Ziel ist der Schutz der physischen und psychischen Gesundheit von Kindern und Jugendlichen.
Was und inwieweit etwas unternommen wird, hängt von der familiären Situation und vom Engagement der MitarbeiterInnen ab.
Seit 1. 1. 1994 ist die Anzeigepflicht öffentlicher Dienststellen nicht mehr gegeben, „wenn die Anzeige eine amtliche Tätigkeit beeinträchtigen würde, deren Wirksamkeit eines persönlichen Vertrauensverhältnisses bedarf" (§84 Abs. 2, Z 1, StPO).
Es muss nach dieser neuen Bestimmung nicht angezeigt werden, wenn durch die Anzeige das Vertrauensverhältnis gefährdet werden würde und der Schutz des Kindes durch andere Maßnahmen gewährleistet werden kann[2].
Ist das Wohl des Kindes gefährdet, so kann das Jugendamt ambulante Maßnahmen beim Pflegschaftsgericht/Jugendgericht beantragen, eventuell auch gegen den Willen der Eltern bzw. der Erziehungsberechtigten.
„Ambulante Maßnahmen" können sein: Die Familie bzw. Familienmitglieder sind verpflichtet, eine Elternberatungsstelle oder eine andere Beratungsstelle aufzusuchen, eine Therapie in Anspruch zu nehmen (die Therapiekosten können in Einzelfällen vom Jugendamt beglichen werden), die Zustimmung dafür zu geben, dass das Kind in ein Kindertagesheim kommt oder von einem/einer SozialpädagogIn betreut wird.
Bei „ambulanten Maßnahmen" wohnt das Kind zu Hause.
Bei „Gefahr in Verzug" können das Jugendamt und das Pflegschaftsgericht (bzw. Jugendgericht) das Kind sofort auch gegen den Willen der Eltern bzw. der Erziehungsberechtigten in einem Heim, einer Wohngemeinschaft oder auch bei Pflegeeltern unterbringen.
Will ein Kind/Jugendlicher von sich aus nicht mehr zuhause wohnen, so kann das Jugendamt eine Unterbringung in einem Heim bzw. in einer Wohngemeinschaft veranlassen.

Beratungsstellen gegen sexuelle Gewalt

In diesen Beratungsstellen arbeiten JuristInnen, ÄrztInnen, PsychologInnen und SozialarbeiterInnen zusammen. Eine Vernetzung mit anderen Institutionen (z. B. Jugendamt) ist oft wesentlich.
Es wird betroffenen Kindern/Jugendlichen Beratung und Begleitung zur Polizei/Gendarmerie, zum Gericht sowie auch zu medizinischen Untersuchungen angeboten.
Einzel- bzw. Familientherapie kann auch vermittelt werden.

---

1 Die Einrichtungen der Jugendwohlfahrt werden regional unterschiedlich bezeichnet (Jugendwohlfahrtsreferate, Jugendabteilungen ...). Der Einfachheit halber wird im Text der Begriff „Jugendamt" verwendet.
2 Christine Bodendorfer, Sabine Rupp, Dipl. Psych. Sonja Wohlatz, Gegen sexuelle Gewalt an Mädchen und Buben handeln, Hrsg.: Bundeskanzleramt, Bundesministerium für Frauenangelegenheiten, Wien, 1994, Kapitel 5.3.

Kinderschutzzentren

bieten ähnliche Hilfen an. Betroffene Kinder/ Jugendliche sowie auch Familienangehörige oder andere Vertrauenspersonen können sich an diese Einrichtungen wenden.

Kinder- und Jugendanwaltschaften, sozialpädagogische Beratungsstellen oder Familienberatungsstellen

haben regional unterschiedliche Beratungsschwerpunkte und arbeiten anonym und kostenlos. Gegebenenfalls werden auch erfahrene PsychotherapeutInnen, die sich speziell mit diesem Thema auseinandersetzen, vermittelt.

Literaturtipps: Christine Bodendorfer, Sabine Rupp, Dipl. Psych. Sonja Wohlatz,
Gegen sexuelle Gewalt an Mädchen und Buben handeln,
Hrsg.: Bundeskanzleramt, Bundesministerium für Frauenangelegenheiten, Wien, 1994.
Irmgard Kretz, Ricki Reichel, Margarethe Zöchling,
Sexueller Missbrauch von Kindern in Österreich,
Hrsg.: Bundesministerium für Umwelt, Jugend und Familie, Wien, 1996.

8.2 Beratung in der Bundesrepublik Deutschland

Jugendämter

Jugendämter haben die Aufgabe, mit ihren differenzierten Leistungen Eltern bei der Erfüllung ihres Erziehungsauftrages zu unterstützen und Kindern und Jugendlichen das Hineinwachsen in die Gesellschaft zu erleichtern. Die Jugendämter stehen bereit, wenn Konflikte zwischen Eltern und Jugendlichen der Lösung bedürfen. Sie helfen Kindern und Jugendlichen, wenn die Eltern sich trennen. Sie geben Kindern und Jugendlichen, deren Eltern auf längere Zeit ihren Aufgaben nicht nachkommen können, in Pflegefamilien und Heimen Entwicklungsperspektiven. Sie bieten Lösungen zum Schutz der Kinder und Jugendlichen in Krisensituationen an. Die Gespräche mit den Fachkräften des Jugendamtes sind vertraulich. Jugendämter sind nicht verpflichtet, einen Verdacht auf mögliche Gewalttaten an die Polizei oder Staatsanwaltschaft weiterzugeben.

Neben den **Jugend- und Landesjugendämtern** bieten folgende Institutionen Hilfe für Kinder, Jugendliche und ihre Familien:

Kinderschutz-Zentren

Kinderschutz-Zentren bieten im gesamten Bundesgebiet Betroffenen und deren Familien Hilfe bei körperlicher und seelischer Kindesmisshandlung und bei Vernachlässigung an. Angeboten werden Hilfen in Krisensituationen, Beratung und Therapie. Geht es um fachliche Fragen, so bieten die Kinderschutz-Zentren Praxisberatung und Fortbildung an. In den Kinderschutz-Zentren findet man entweder direkte Unterstützung oder man erhält Auskunft über weitere Adressen in der Nähe des Wohnortes.

Bundesarbeitsgemeinschaft der Kinderschutz-Zentren

Spichernstraße 55
50672 Köln
Tel.: 0221/529301
Fax: 0221/529678
Hier kann man weitere Informationen erhalten.

Deutscher Kinderschutzbund (DKSB)

Der Kinderschutzbund arbeitet unter anderem nach dem Prinzip „Im besten Interesse des Kindes".
Der DKSB bietet Dienstleistungen für alle Kinder, Jugendliche und deren Eltern an, die Hilfe suchen.
Die Angebote des DKSB sind nicht isolierte Aktivitäten, sondern Elemente in einem Verbund von Hilfen.
Die Zusammenarbeit mit anderen Institutionen im sozialen, psychologischen, pädagogischen und gesundheitlichen Bereich wird aktiv gesucht.
Die Inanspruchnahme aller Dienstleistungen des Deutschen Kinderschutzbundes erfolgt auf freiwilliger Basis. Alle Hilfsansuchen werden auf Wunsch anonym behandelt. Die Kooperation mit anderen Institutionen findet nur nach Rücksprache mit den Hilfesuchenden statt. Es werden grundsätzlich keine Strafverfolgungsinstanzen eingeschaltet.

Deutscher Kinderschutzbund e.V. Bundesverband
Schiffgraben 29
30159 Hannover
Tel.: 0511/30485-0
Fax: 0511/30485-49
Kinder- und Jugendtelefon: 0800/1110333
(Montag bis Freitag von 15 bis 19 Uhr)
Elterntelefon: 0202/75705

Erziehungsberatungsstellen und andere Beratungsdienste und -einrichtungen

unterstützen Kinder, Jugendliche, Eltern und andere Erziehungsberechtigte bei der Bewältigung von individuellen und familienbezogenen Problemen.

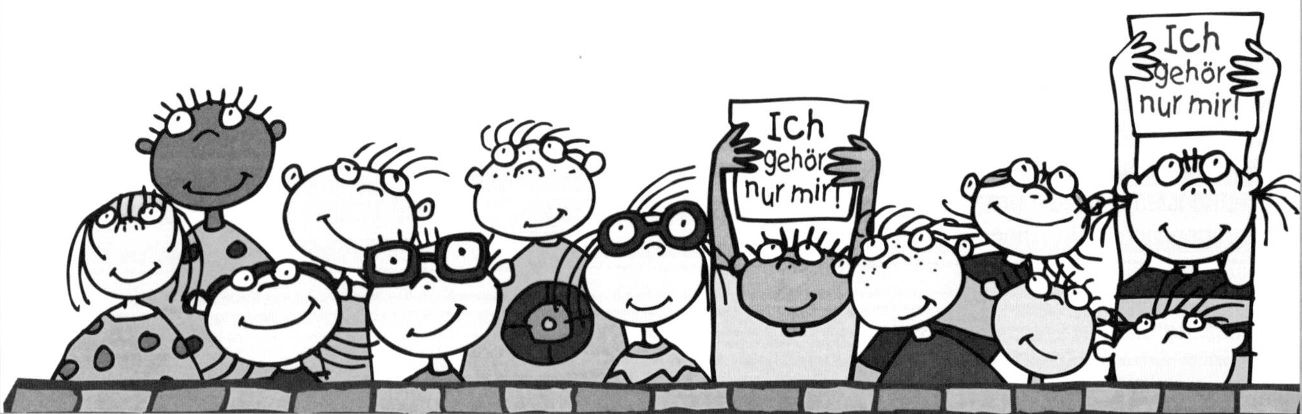

9. Literatur

Kinderbücher zum Thema: Sexueller Missbrauch

(siehe Kapitel 5.2)

Kinderbuch zum Thema: Mein Körper gehört mir

Mira Lobe,
Das kleine Ich bin ich
Verlag Jungbrunnen, Wien, 1995.
Dieses Buch stärkt das Selbstbewusstsein der Kinder. Sie erfahren, dass sie sich selbst so akzeptieren dürfen, wie sie sind.
Bilderbuch für das Kindergartenalter

Kinderbücher zum Thema: Angst

Agusti Asensio, Merce Company,
Die Traumbäckerin
Verlag Boje, Erlangen, 1988.
Hat ein Kind schlechte Träume, so kommt die freundliche Hexe Nana Bunilda auf ihrem Albtraum-Staubsauger. Sie nimmt diese Träume mit zu sich nach Hause und bäckt daraus wunderbaren Schokoladenkuchen.
Ein Bilderbuch für das Kindergartenalter

Mercer Mayer,
Da liegt ein Krokodil unter meinem Bett
Verlag Oetinger, Hamburg, 1988.
Jessie, ein kleiner Junge, ist überzeugt, dass unter seinem Bett ein Krokodil liegt, obwohl seine Eltern es nicht sehen können. Dennoch kann Jessie seine Angst mit Humor und mit viel Fantasie erfolgreich bekämpfen.
Bilderbuch für das Kindergartenalter

Martin Waddel, Barbara Firth,
Kannst du nicht schlafen, kleiner Bär?
Verlag Betz, Wien, 1989.
Der kleine Bär kann einfach nicht einschlafen, weil er Angst hat bei Dunkelheit. Der große Bär versucht vergeblich mit Laternen diese Angst zu vertreiben. Erst als er dem kleinen Bären den Mond und die Sterne zeigt, ist dieser beruhigt und kann endlich einschlafen.
Bilderbuch für das Kindergartenalter

Kinderbücher zum Thema: Aufklärung

Grete Fagerström, Gunilla Hansson,
Peter, Ida und Minimum
Ravensburger Buchverlag, Ravensburg, 1992.
Dieses Buch ist für Kinder ab dem Vorschulalter geeignet. Auf ansprechende und spielerische Weise wird den Kindern Sexualerziehung vermittelt.
Alter: ab 5 Jahren

Marie-Francine Hébert, Darcia Labrosse,
Auf die Welt kommen
Verlag Lappan, Oldenburg, 1989.
Ein Spiel- und Lernpaket, das auf kindgerechte und humorvolle Weise aufklärt.
Sofern sich Eltern durch Fragen ihrer Kinder überfordert fühlen, befinden sich in diesem Buch Ratschläge, wie Eltern diese Fragen beantworten können.
Alter: 5–8 Jahre

Manfred Mai,
Vom Schmusen und Liebhaben
Loewe Verlag, Bindlach, 1991.
Wie kommt es zur Schwangerschaft? Manfred Mai erklärt dies offen anhand von Geschichten, mit denen sich Kinder identifizieren können.
Alter: 8–12 Jahre

9. Literatur

Sylvia Schneider, Birgit Rieger,
Woher die kleinen Kinder kommen
Ravensburger Buchverlag, Ravensburg, 1995.
Dieses Buch hilft, die Neugierde der Kinder über ihren Körper und über ihre Geburt zu stillen. Durch Bilder werden Sexualität, Schwangerschaft und Geburt auf kindgerechte Art verständlich gemacht.
Alter: 5–8 Jahre

Sylvia Schneider, Birgit Riegler,
Das große Buch vom Körper
Ravensburger Buchverlag, Ravensburg, 1996.
Anhand von vielen Bildern werden der Aufbau und die Aufgaben des menschlichen Körpers erklärt.
Alter: ab ca. 8 Jahren

Weiterführende Fachliteratur

Beate Besten,
Sexueller Missbrauch und wie man Kinder davor schützt
Verlag C. H. Beck, München, 1991.
Dieses Buch informiert Erwachsene auf fachgerechte Weise über Statistik und Erkennen von sexuellem Missbrauch sowie über Ursachen und Folgeschäden.

Christine Bodendorfer, Sabine Rupp, Dipl. Psych. Sonja Wohlatz,
Gegen sexuelle Gewalt an Mädchen und Buben handeln
Hrsg.: Bundeskanzleramt, Bundesministerium für Frauenangelegenheiten, Wien, 1994.
Information über Möglichkeiten, gegen sexuelle Gewalt an Mädchen bzw. Jungen zu handeln.

Gisela Braun,
ICH SAG NEIN
Verlag an der Ruhr, Mülheim, 1989.
In diesem Buch werden präventive Ideen und Materialien gegen sexuellen Missbrauch an Kindern und Jugendlichen speziell für ErzieherInnen und LehrerInnen vorgestellt.

Jos van den Broek,
Verschwiegene Not: Sexueller Missbrauch an Jungen
Kreuz Verlag, Zürich, 1993.
Jos van den Broek informiert auf sachliche Art über sexuellen Missbrauch an Jungen.
Sexuell missbrauchte Jungen bzw. Männer melden sich zu Wort, veröffentlichen ihre Probleme und durchbrechen somit ein Tabu.

Klaus-Jürgen Bruder, Sigrid Richter-Unger,
Monster oder liebe Eltern?
Aufbau Verlag, Berlin, Weimar, 1993.
Wie kommen Erwachsene dazu, ihre Töchter bzw. ihre Söhne sexuell zu missbrauchen, und wie kommen Täter zu einer Therapie?
Viele praktische Beispiele aus der Tätigkeit der Autoren in einer Beratungsstelle beantworten diese Fragen.

Irmgard Kretz, Ricki Reichel, Margarethe Zöchling,
Sexueller Missbrauch von Kindern in Österreich
Hrsg.: Bundesministerium für Umwelt, Jugend und Familie, Wien, 1996.
Fundierte Information über Interventionsmöglichkeiten bei sexuellem Missbrauch an Kindern.
Gesetzliche Rahmenbedingungen, statistische Daten und Kontaktadressen wurden auf den aktuellen Stand gebracht.

Christel Dorpat,
Welche Frau wird so geliebt wie du?
Verlag Rotbuch, Berlin, 1991.
In diesem Buch erzählt eine Mutter über den sexuellen Missbrauch durch den Vater an der eigenen Tochter.

Barbara Kavemann,
Väter als Täter
Rowohlt Verlag, Reinbek, 1984.
Fachliche Information über sexuelle Gewalt gegen Mädchen.

Sabine Kirchhoff,
Sexueller Missbrauch vor Gericht
Leske Budrich Verlag, Opladen, 1994.
Eine Studie anhand von Prozessprotokollen über sexuelle Gewalt gegen Minderjährige vor Gericht.

Lisa Lercher, Barbara Derler, Ulrike Höbel,
Missbrauch verhindern
Wiener Frauenverlag, Wien, 1995.
Ein Handbuch für präventives Handeln in der Schule, das in leicht verständlicher Form Prävention von sexuellem Missbrauch erklärt und auch über Möglichkeiten von Hilfsmaßnahmen für betroffene Kinder und Jugendliche informiert.

Mike Lew,
Als Junge missbraucht
Kösel Verlag, München, 1993.
In diesem Buch wird nicht nur über sexuellen Missbrauch an Jungen informiert, sondern es beinhaltet auch Erzählungen von Betroffenen.

Rosemarie Steinhage,
Sexueller Missbrauch an Mädchen
Rowohlt Verlag, Reinbek, 1989.
Dieses Buch beinhaltet Information über Beratung und Therapie.

Dr. Christa Streicher-Pehböck, Mag. Christine Winkler-Kirchberger,
Sexuelle Gewalt an Kindern
Information für LehrerInnen und MultiplikatorInnen, Hrsg.: OÖ Kinder- und Jugendanwaltschaft, Linz, 1997.

Die Gedichte und Liedtexte ohne Quellenangabe stammen von der Autorin.

Dank

Mein besonderer Dank gilt Herrn Dr. Albert Wallisch, Psychologe an der Jugendpsychiatrie der Landesnervenklinik Salzburg, für die Beratung und Unterstützung im fachlichen Bereich.

Arbeitsblätter

Arbeitsblatt Nr. 1 Name: ______________________

Was fehlt hier?

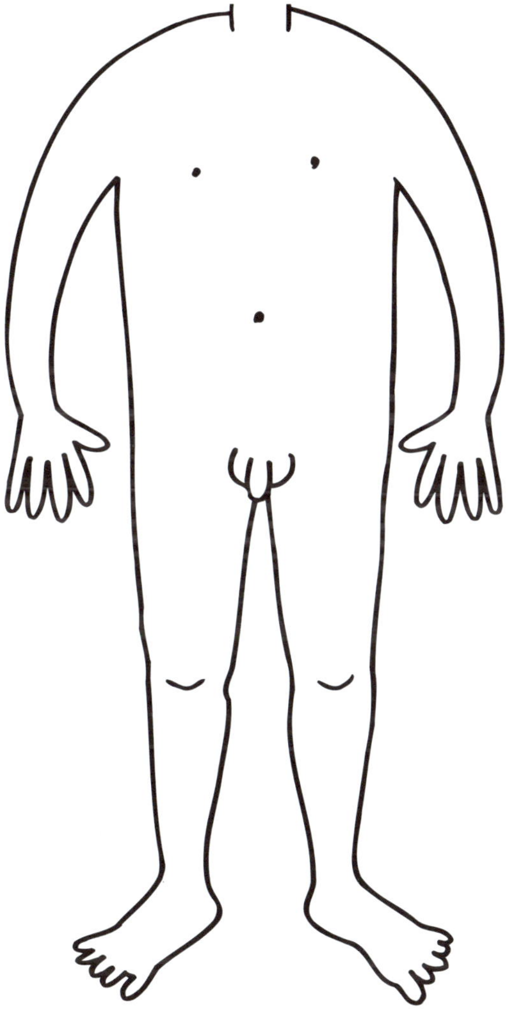

Arbeitsblatt Nr. 2 Name: ______________________

Was fehlt hier?

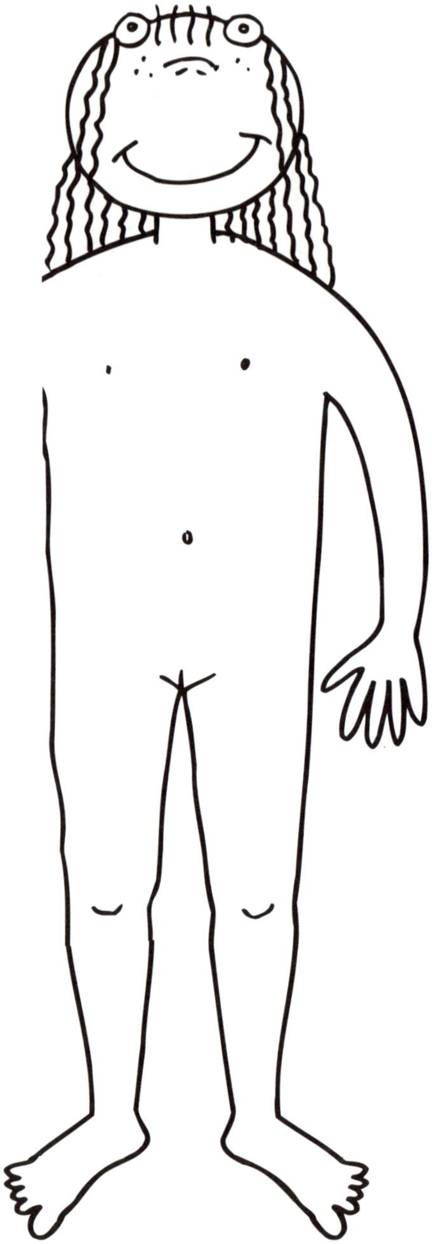

Arbeitsblatt Nr. 3 Name: ______________________

Was fehlt hier?

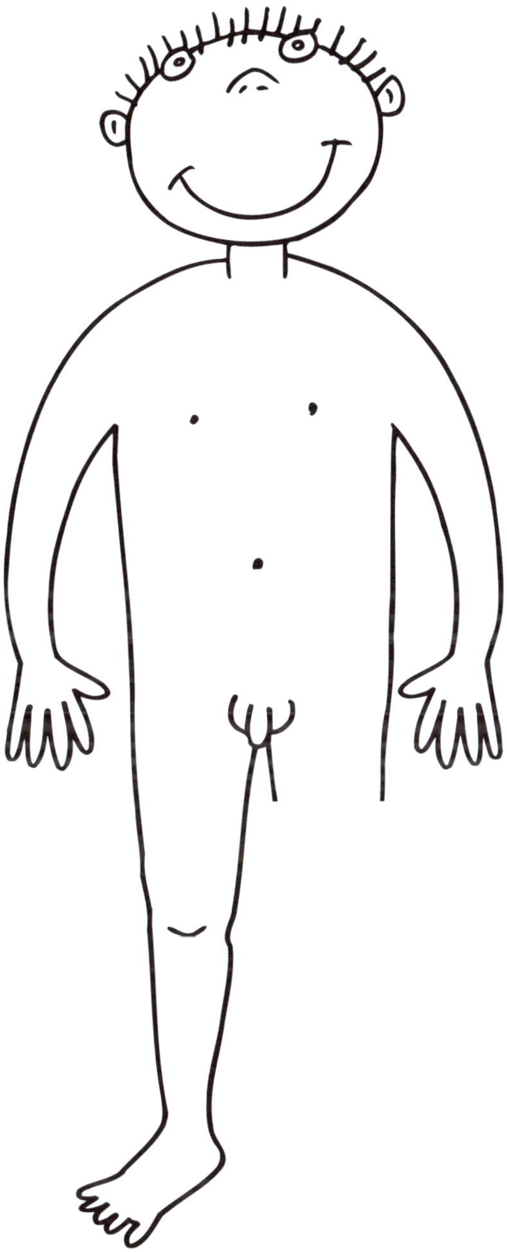

Arbeitsblatt Nr. 4 Name: ____________________

Was fehlt hier?

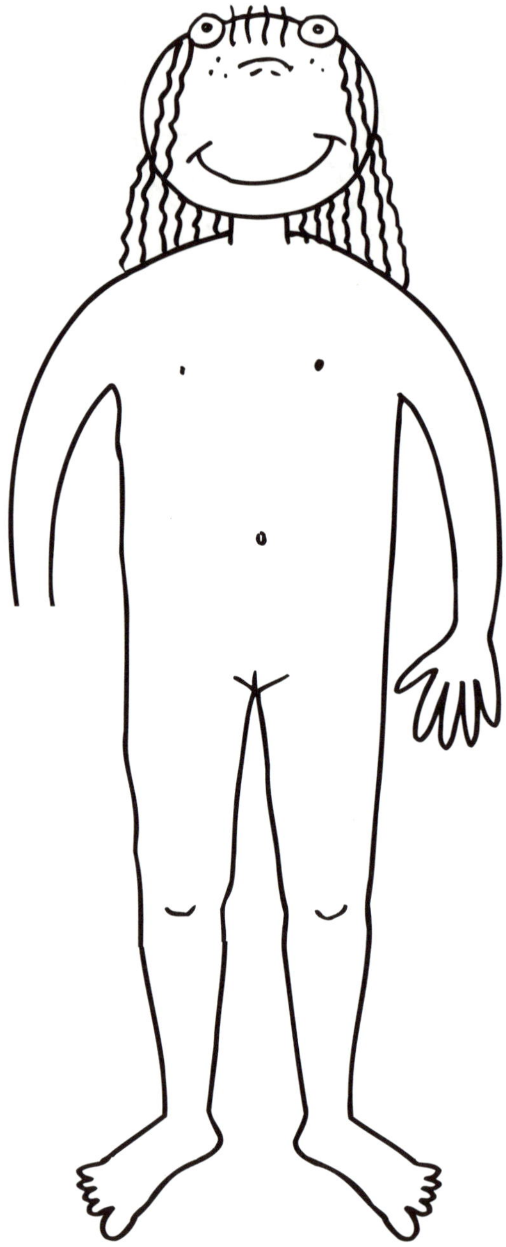

Arbeitsblatt Nr. 5 Name: ______________________

Was fehlt hier?

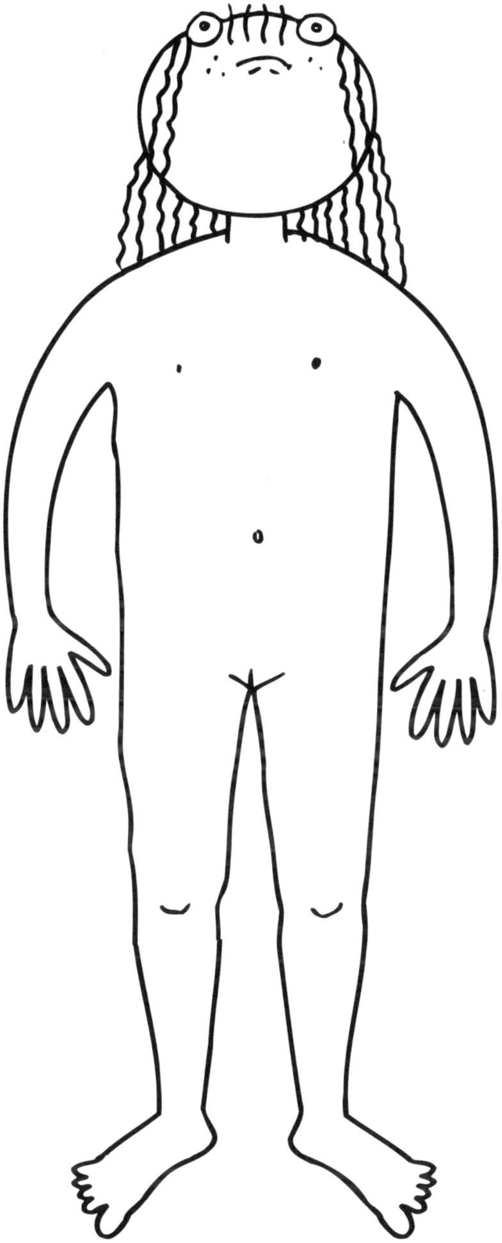

Arbeitsblatt Nr. 6 Name: ______________________

Schattenspiele – Schattentheater

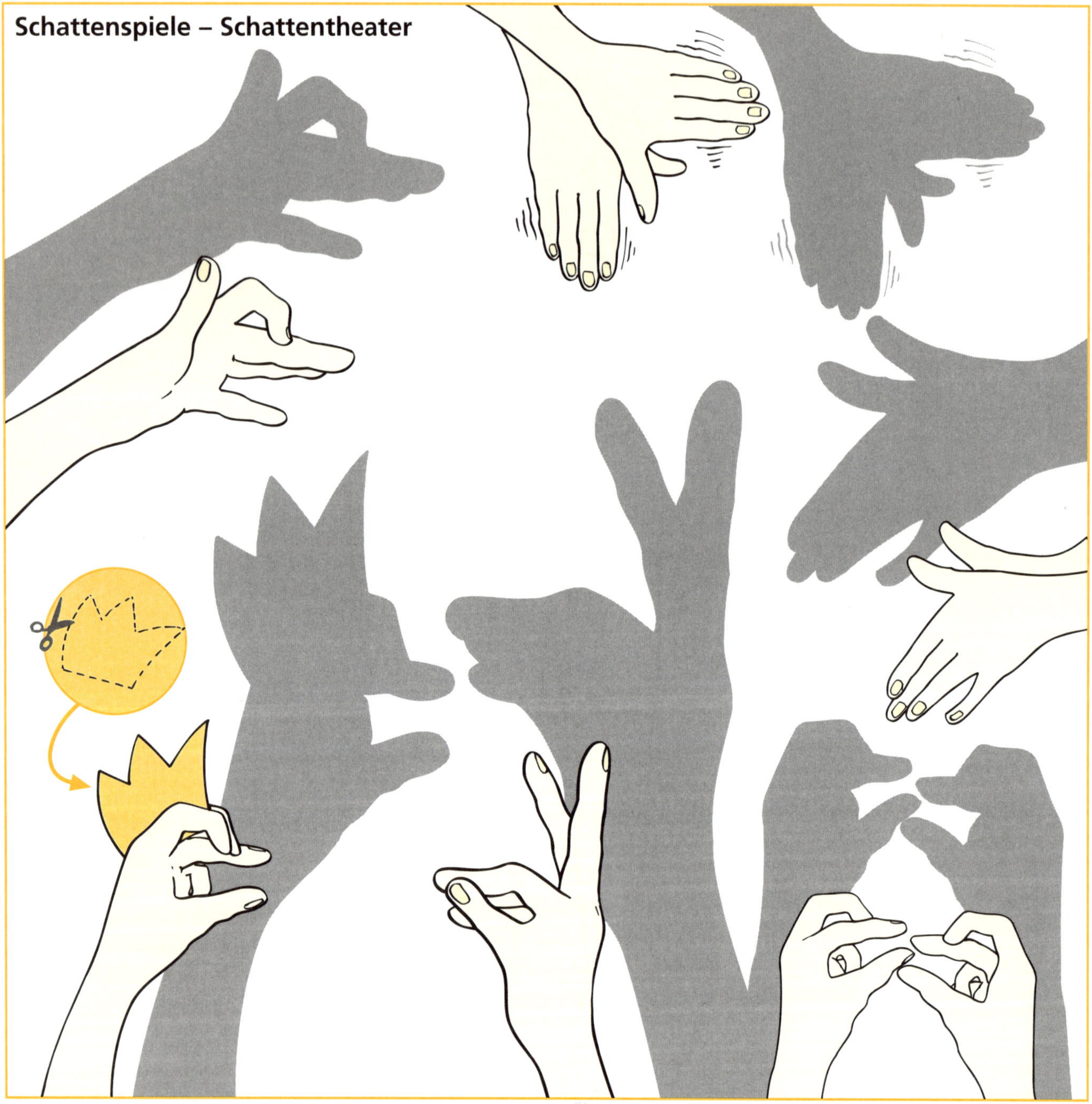

Arbeitsblatt Nr. 7 Name: ____________________

Wer gewinnt?

Körperteile, die ich kenne:

Ich beginne mit den Körperteilen, die ich am liebsten mag:

1	2	3	4
5	6	7	8
9	10	11	12
13	14	15	16

Arbeitsblatt Nr. 8 Name: ____________________

Wenn ich Angst habe...

- ☐ beginne ich zu schwitzen,
- ☐ wird mir eiskalt,
- ☐ muss ich ständig schlucken,
- ☐ bekomme ich heiße und feuchte Hände,
- ☐ bekomme ich kalte und feuchte Hände,
- ☐ zittern meine Hände,
- ☐ zittere ich am ganzen Körper,
- ☐ werde ich rot im Gesicht,
- ☐ bekomme ich am ganzen Körper rote Flecken,
- ☐ beginne ich zu stottern,
- ☐ fühle ich mich wie gelähmt,
- ☐ rede ich sehr schnell,
- ☐ verspreche ich mich ständig,
- ☐ spreche ich betont langsam,
- ☐ höre ich mein Gegenüber nicht mehr,
- ☐ bekomme ich Magenschmerzen,
- ☐ bekomme ich Ohrensausen,
- ☐ wird mir schwindelig,
- ☐ bekomme ich schwer Luft,
- ☐ beginne ich plötzlich zu lachen,
- ☐ kann ich kein Wort sagen.

Arbeitsblatt Nr. 9 Name: ______________________

Körperzonen

Wer darf mich wo berühren?
Male mit der entsprechenden
Farbe an!
Fremde: schwarz
Bekannte: grün
Freunde: rot
Ich: orange

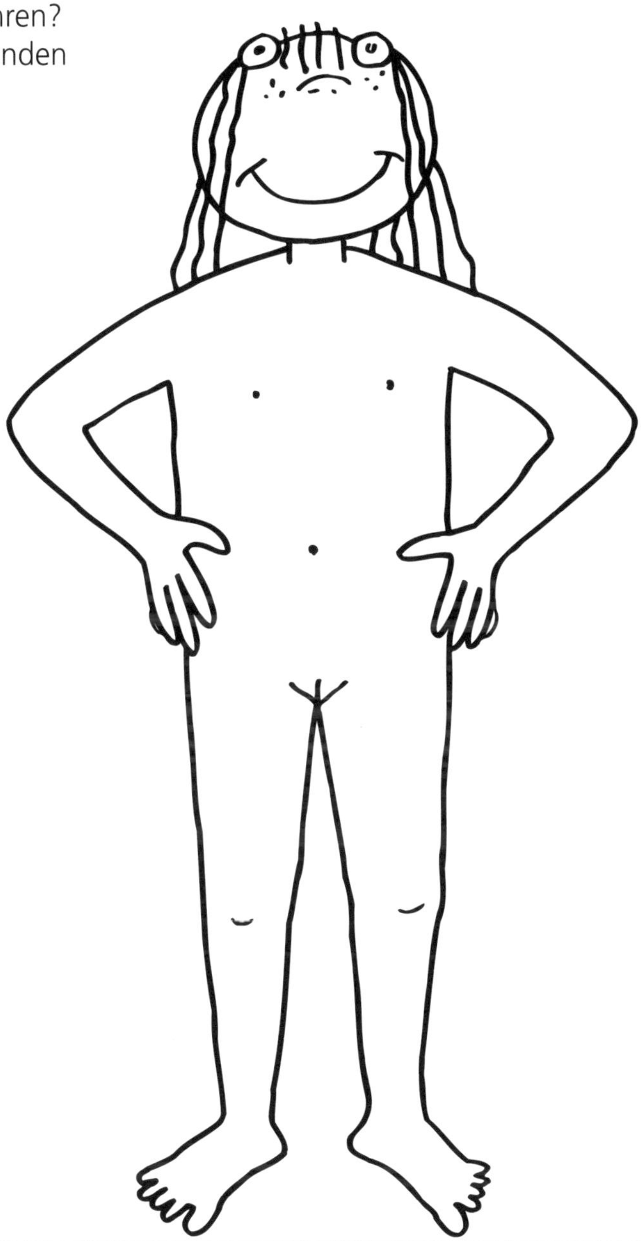

Arbeitsblatt Nr. 10 Name: ____________________

Körperzonen

Wer darf mich wo berühren?
Male mit der entsprechenden
Farbe an!
Fremde: schwarz
Bekannte: grün
Freunde: rot
Ich: orange

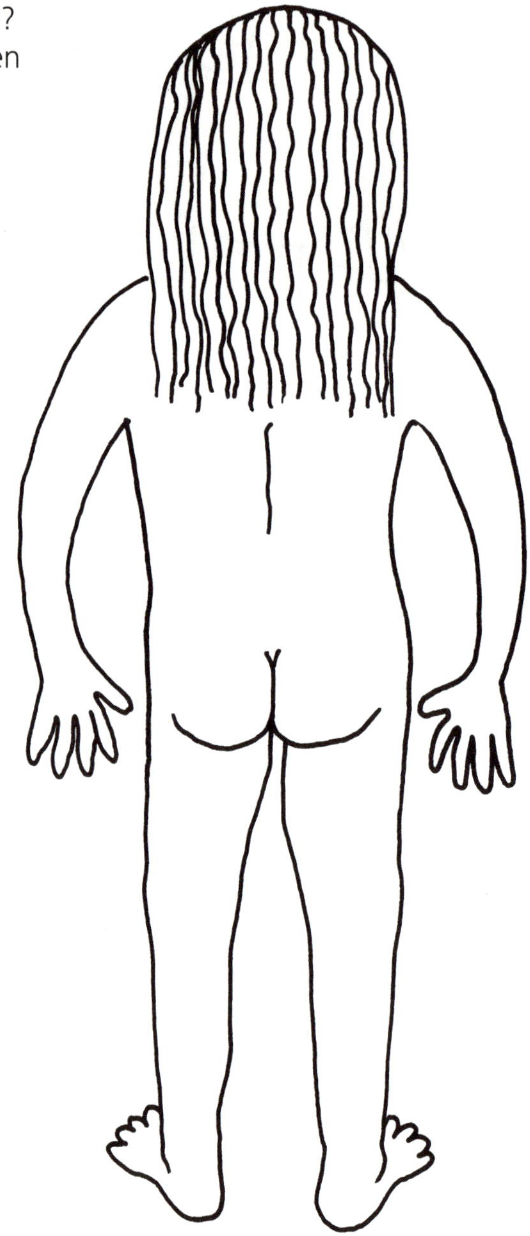

Arbeitsblatt Nr. 11

Name: ____________________

Körperzonen

Wer darf mich wo berühren?
Male mit der entsprechenden
Farbe an!
Fremde: schwarz
Bekannte: grün
Freunde: rot
Ich: orange

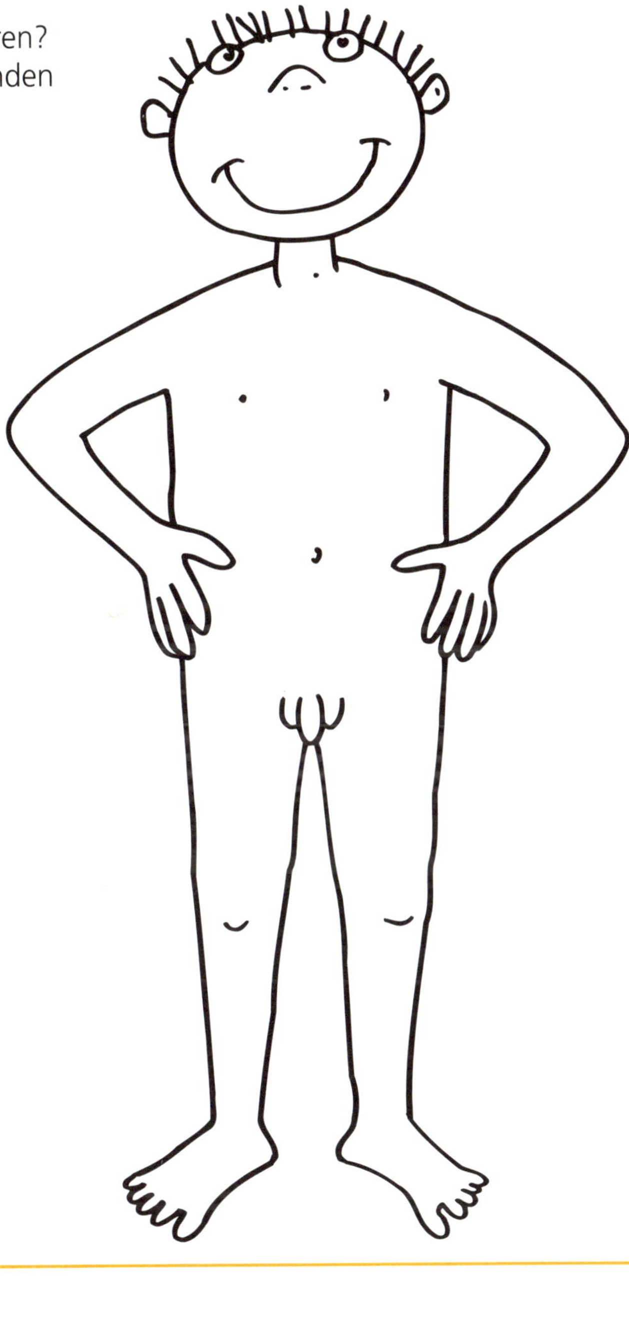

Arbeitsblatt Nr. 12 Name: ______________________

Körperzonen

Wer darf mich wo berühren?
Male mit der entsprechenden Farbe an!
Fremde: schwarz
Bekannte: grün
Freunde: rot
Ich: orange

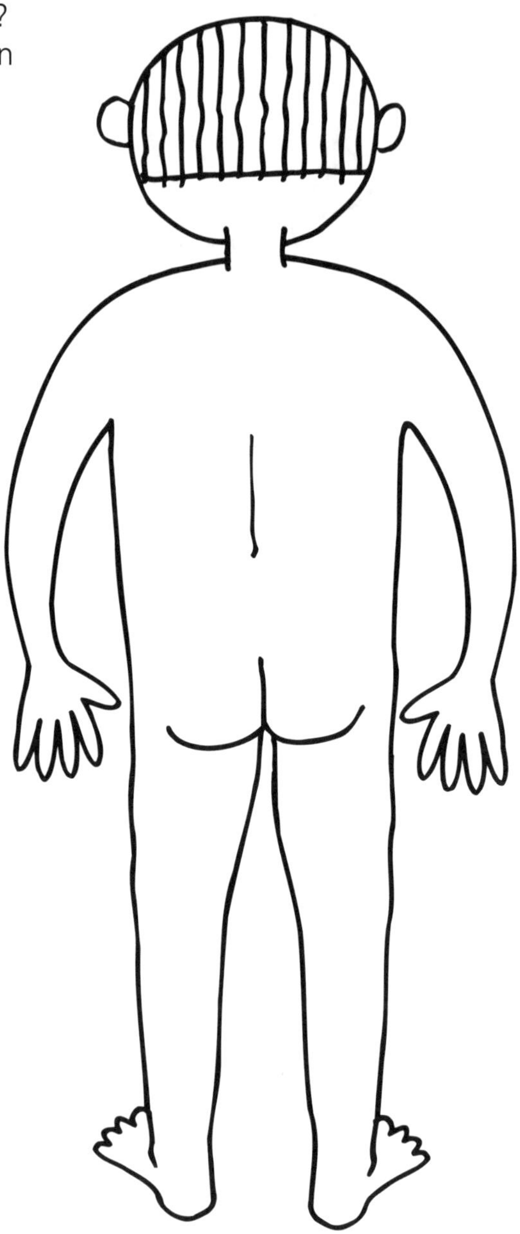

Arbeitsblatt Nr. 13 Name: ____________________

Du darfst – du darfst nicht!

angenehm	unangenehm		Du darfst:	Du darfst nicht:
☐	☐	Mir die Hand geben.	______	______
☐	☐	Mir über den Kopf streicheln.	______	______
☐	☐	Mich kitzeln.	______	______
☐	☐	Mein Gesicht streicheln.	______	______
☐	☐	Mir beim Anziehen helfen.	______	______
☐	☐	Mir beim Ausziehen helfen.	______	______
☐	☐	Mir beim Baden helfen.	______	______
☐	☐	Mich waschen.	______	______
☐	☐	Mich massieren.	______	______
☐	☐	Sich bei mir einhängen.	______	______
☐	☐	Mir einen Verband anlegen.	______	______
☐	☐	Mich umarmen.	______	______